AF366251

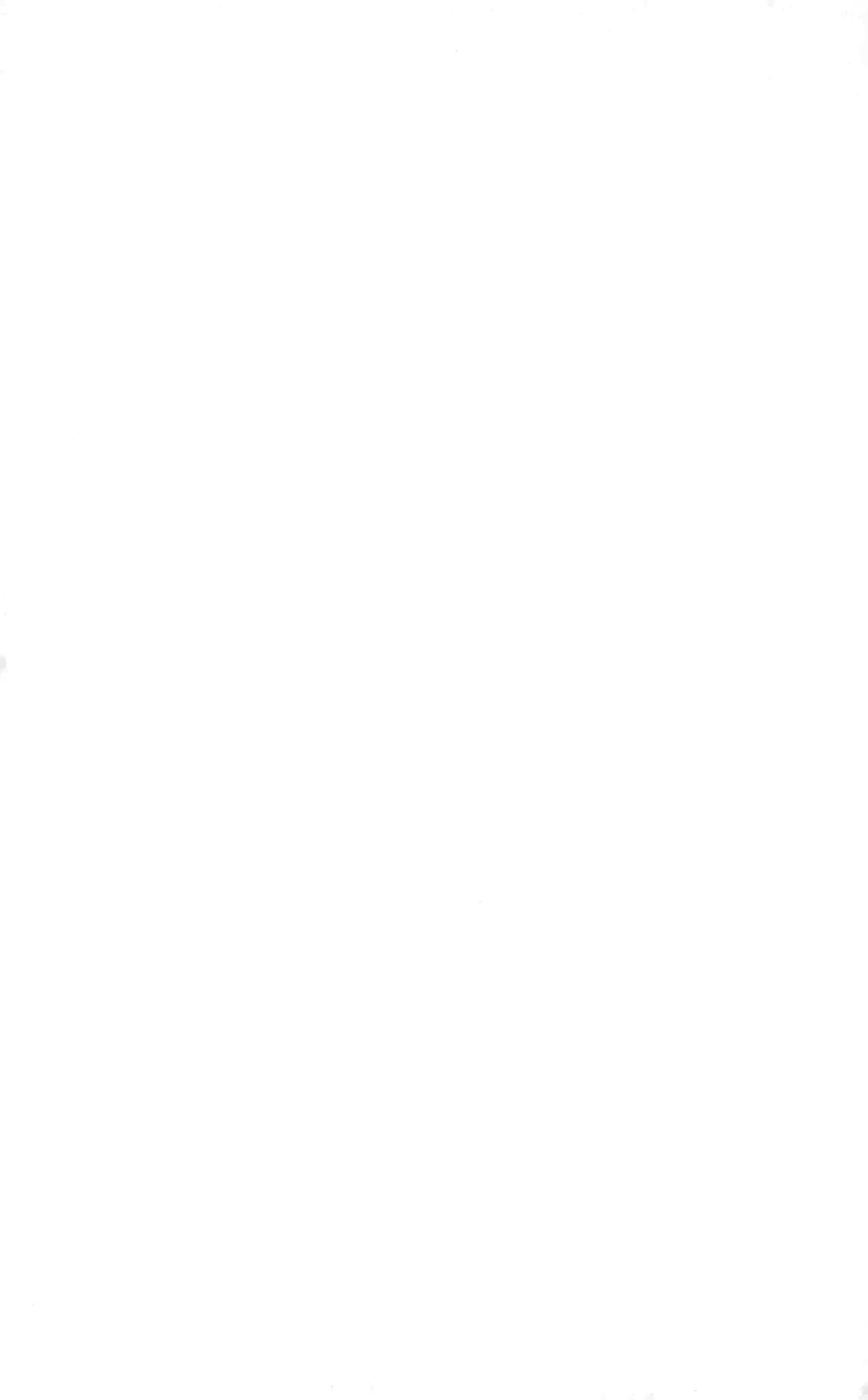

BIBLIOTHÈQUE RÉTROSPECTIVE

PUBLIÉE SOUS LA DIRECTION DE

M. CHARLES RICHET

Professeur à la Faculté de médecine de Paris

LES MAITRES DE LA SCIENCE

LAVOISIER

Expériences sur la Respiration des Animaux. — Mémoire sur la Chaleur. — Altérations qu'éprouve l'Air respiré. — Premier Mémoire sur la Respiration des Animaux. — Premier Mémoire sur la Transpiration des Animaux.

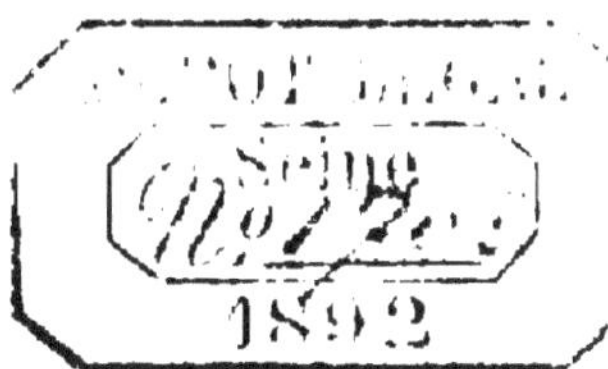

PARIS

G. MASSON, ÉDITEUR

LIBRAIRE DE L'ACADÉMIE DE MÉDECINE

120, BOULEVARD SAINT-GERMAIN

1892

AVANT-PROPOS

Nous devons expliquer en quelques mots le but et la portée de cette publication.

Nous l'avons appelée « Bibliothèque scientifique rétrospective », parce que notre intention est double : d'une part, nous voulons que cette Bibliothèque soit franchement scientifique, avec des faits et des détails utiles encore à connaitre aujourd'hui ; et, d'autre part, nous avons l'intention de n'admettre que des travaux devenus absolument classiques et consacrés par l'admiration universelle.

A notre époque, en cette fièvre de production hâtive, on se dispense trop d'avoir recours aux auteurs originaux. Une analyse, presque toujours inexacte et toujours insuffisante, voilà ce que demandent le lecteur superficiel, l'étudiant, et même le professeur. Quant à se reporter aux ouvrages fondamentaux et originaux, on n'y pense guères, et peut-être n'y pense-t-on pas parce que rien n'est plus pénible que d'aller consulter les vieux documents bibliographiques.

Ainsi, pour prendre l'exemple du premier ouvrage que nous publions ici, il n'est pas facile de pouvoir lire Lavoisier dans la forme originale. La grande publication in-quarto du ministère de l'Instruction publique est fort coûteuse, et d'ailleurs à l'heure actuelle elle est tout à fait épuisée. Quant aux mémoires de l'Académie des sciences, qui donc peut les avoir chez soi? Alors, comme on ne peut lire Lavoisier que dans les bibliothèques publiques, on ne le lit pas, ce qui est bien simple et à la portée de tout le monde. Il s'ensuit que presque personne n'a lu Lavoisier; et c'est assurément grand dommage.

Nous voulons changer, dans la faible mesure de nos forces, cet état de choses. Il faut que tout étudiant, tout travailleur, puisse connaître les maîtres de la science autrement que par des citations de dixième main. Pour être un homme de bonne société, il faut fréquenter les gens de bonne société : eh bien! pour apprendre à penser, il faut fréquenter ceux qui ont pensé profondément, ceux qui, par leur pénétration, ont régénéré la science et ouvert des voies nouvelles.

Un manuel, c'est un très bon livre et probablement un livre nécessaire ; mais il faut sortir du manuel, et le meilleur moyen d'en sortir c'est de se reporter aux ouvrages des maîtres. Que dirait-on d'un peintre qui ne voudrait étudier les tableaux de Rubens ou de Raphaël que d'après des photographies? Encore les photographies donnent-elles d'un tableau une image plus exacte que l'analyse d'un mémoire de Lavoisier, de Lamarck, ou de Harvey, ou de Bichat, ne fait connaître la pensée de Lavoisier, ou de Lamarck, ou de Harvey, ou de Bichat.

Nous n'avons pas voulu faire de cette publication une œuvre de luxe. Nous avons préféré la mettre à la portée de tout le monde. Le prix de chacun de ces petits volumes est tout à fait modique, si bien que chaque étudiant, pour une dizaine de francs, va pouvoir posséder à peu près tout ce qu'il a besoin de connaître en fait de science parmi les auteurs passés. Si cela lui donne le goût d'en lire davantage, et d'aller consulter les œuvres complètes, et non les fragments étendus que nous donnons, rien de mieux ; mais ce sera un vrai luxe d'érudition, voire même un luxe assez rare, et notre Bibliothèque rétrospective sera, croyons-nous, suffisante pour la grande majorité des jeunes gens.

Quoique l'édition soit à très bas prix, nous n'avons rien négligé pour la rendre correcte. Je tiens à remercier mon ami M. Alexis Julien, qui m'a assisté dans mon entreprise, ainsi que les imprimeurs et les éditeurs qui y ont donné tous les soins nécessaires.

Les premiers volumes sont surtout consacrés aux sciences biologiques et médicales. Plus tard nous espérons l'étendre à d'autres sciences ; nous pourrons aussi, sans doute, au lieu d'extraits de livres, donner des extraits des mémoires les plus importants qui, dans le passé de la science, ont fait époque. Mais au début nous donnerons seulement les grands écrivains scientifiques de la biologie : Lavoisier, Harvey, Bichat, Haller, Lamarck, Laënnec, Legallois, Flourens et W. Milne-Edwards.

Charles Richet.

LAVOISIER

1743-1794

Lavoisier, né à Paris, est le créateur de la chimie. Avant lui il n'y avait que des faits épars, sans cohésion, ou plutôt reliés l'un et l'autre par des théories absurdes et incompréhensibles. Les deux lois fondamentales de la chimie : qu'il y a des corps simples et des corps composés, et que les phénomènes chimiques doivent être connus par la balance, n'avaient été ni établies, ni même peut-être pressenties.

L'œuvre de Lavoisier est immense : il n'est peut-être pas d'homme qui ait fait autant pour la science. La chimie toute entière date de lui, et on peut presque dire qu'il en a tout prévu, depuis la thermochimie et la calorimétrie jusqu'à la fermentation alcoolique.

En physiologie son rôle a été aussi prépondérant qu'en chimie. C'est lui qui a montré que la vie était comparable à une flamme, et que la respiration des êtres vivants, avec production d'air crayeux et de chaleur, équivalait à une combustion.

Nous donnons ici les principaux mémoires où il a posé, avec une précision et une éloquence extraordinaires, les bases de la physiologie moderne.

On sait quélle fut la fin tragique de ce grand homme. Pendant la Terreur il fut emprisonné, condamné presque sans jugement et exécuté. De tous les crimes de la Terreur il n'en est pas de plus atroce, qui pèse plus lourdement encore sur la conscience nationale.

« Il est donc vrai, écrivait-il quelques jours avant sa mort, que l'exercice de toutes les vertus sociales, des services importants rendus à la patrie, une carrière utilement employée pour le progrès des arts et des connaissances humaines, ne suffisent pas pour préserver d'une fin sinistre et pour éviter de périr en coupable ! »

Les œuvres de Lavoisier, disséminées dans divers recueils et plus spécialement dans les mémoires de l'Académie des sciences, ont été réunies dans une belle publication officielle dont les quatre premiers volumes, sous la direction de J.-B. Dumas, ont paru en 1863. Deux autres volumes, contenant des lettres et des mémoires inédits, paraîtront prochainement sous la direction de M. Grimaux.

Nous citerons parmi les biographies de Lavoisier deux excellents livres parus récemment. *Lavoisier*, par M. Grimaux (1888) ; et *La Révolution chimique, Lavoisier*, par M. Berthelot (1890).

ŒUVRES PRINCIPALES

Mémoire sur la nature du principe qui se combine avec les métaux pendant la calcination et qui en augmente le poids. 1775.

Mémoire sur la combustion en général. 1777.

Mémoire sur la chaleur (avec Laplace). 1780.

Réflexions sur le phlogistique. 1783.

Mémoire sur la respiration des animaux (avec Séguin). 1789.

Traité élémentaire de chimie, présenté dans un ordre nouveau et d'après les découvertes modernes. 2 vol. in-8°, 1789.

Résultats extraits d'un ouvrage intitulé : De la Richesse territoriale du royaume de France. 1791.

ce dernier assez exactement dans l'état où il était avant la calcination, c'est-à-dire dans l'état d'air commun: cet air, ainsi rétabli, n'éteignait plus les lumières, il ne faisait plus périr les animaux qui le respiraient, enfin, il était presque autant diminué par l'air nitreux que l'air de l'atmosphère.

Voici l'espèce de preuve la plus complète à laquelle on puisse arriver en chimie, la décomposition de l'air et sa recomposition, et il en résulte évidemment: 1° que les cinq sixièmes de l'air que nous respirons sont, ainsi que je l'ai déjà annoncé dans un précédent mémoire, dans l'état de mofette, c'est-à-dire incapables d'entretenir la respiration des animaux, l'inflammation et la combustion des corps; 2° que le surplus, c'est-à-dire, un cinquième seulement du volume de l'air de l'atmosphère est respirable; 3° que, dans la calcination du mercure, cette substance métallique absorbe la partie salubre de l'air, pour ne laisser que la mofette; 4° qu'en rapprochant ces deux parties de l'air ainsi séparées, la partie respirable et la partie méphitique, on refait de l'air semblable à celui de l'atmosphère.

Ces vérités préliminaires sur la calcination des métaux vont nous conduire à des conséquences simples sur la respiration des animaux, et, comme l'air qui a servi quelque temps à l'entretien de cette fonction vitale a beaucoup de rapport avec celui dans lequel les métaux ont été calcinés, les connaissances relatives à l'un vont naturellement s'appliquer à l'autre.

J'ai mis un moineau franc sous une cloche de verre remplie d'air commun et plongée dans une jatte pleine de mercure; la partie vide de la cloche était de 31 pouces cubiques: l'animal n'a paru nullement affecté pendant les premiers instants, il était seulement un peu assoupi; au bout d'un quart d'heure, il a commencé à s'agiter, sa respiration est devenue pénible et précipitée, et, à compter de cet instant, les accidents ont été en augmentant; enfin, au bout de cinquante-cinq minutes, il est mort avec des espèces de mouvements convulsifs, malgré la chaleur de l'animal, qui, nécessairement, avait dilaté, pendant les premiers instants, l'air contenu sous la cloche, il y a eu une diminution sensible de volume: cette diminution était d'un quarantième environ à la fin du premier quart d'heure; mais, loin d'augmenter ensuite, elle s'est trouvée un peu moindre au bout d'une demi-heure, et, lorsque, après la mort de l'animal, l'air contenu sous la cloche a eu repris la température du lieu où se faisait l'expérience, la diminution ne s'est plus trouvée que d'un soixantième tout au plus.

Cet air, qui avait été ainsi respiré par un animal, était devenu fort différent de l'air de l'atmosphère; il précipitait l'eau de chaux, il éteignait les lumières; il n'était plus diminué par l'air nitreux; un nouvel oiseau que j'y ai introduit n'y a vécu que quelques instants; enfin, il était entièrement méphitique, et, à cet égard, il paraissait assez sem-

blable à celui qui était resté après la calcination
du mercure.

Cependant un examen plus approfondi m'a fait
apercevoir deux différences très remarquables entre ces deux airs, je veux dire entre celui qui avait
servi à la calcination du mercure et celui qui avait
servi à la respiration du moineau franc: premiè-
rement, la diminution du volume avait été beaucoup moindre dans ce dernier que dans le premier;
secondement, l'air de la respiration précipitait l'eau
de chaux, tandis que l'air de calcination n'y occa-
sionnait aucune altération.

Cette différence, d'une part, entre ces deux airs,
et, de l'autre, la grande analogie qu'ils présen-
taient, à beaucoup d'égards, m'a fait présumer qu'il
se compliquait dans la respiration deux causes,
dont probablement je ne connaissais encore qu'une
seule, et, pour éclaircir mes soupçons à cet égard,
j'ai fait l'expérience suivante:

J'ai fait passer sous une cloche de verre remplie
de mercure et plongée dans du mercure, 12 pouces
d'air vicié par la respiration, et j'y ai introduit une
petite couche d'alcali fixe caustique; j'aurais pu
me servir d'eau de chaux pour le même usage, mais
le volume qu'il aurait été nécessaire d'en employer
aurait été trop considérable et aurait nui au suc-
cès de l'expérience.

L'effet de l'alcali caustique a été d'occasionner
dans le volume de cet air une diminution de près
d'un sixième; en même temps l'alcali a perdu en

partie sa causticité, il a acquis la propriété de faire
effervescence avec les acides, et il s'est cristallisé
sous la cloche même en rhomboïdes très réguliers;
propriétés que l'on sait ne pouvoir lui être commu-
niquées qu'autant qu'on le combine avec l'espèce
d'air ou de gaz connue sous le nom d'air fixe, et
que je nommerai dorénavant acide crayeux aériforme (1); d'où il résulte que l'air, vicié par la respiration contient près d'un sixième d'un acide aéri
forme, parfaitement semblable à celui qu'on retire
de la craie.

Loin que l'air qui avait été ainsi dépouillé de sa
partie fixable par l'alcali caustique eût été rétabli
par là dans l'état d'air commun, il s'était, au con-

(1) Il y a déjà longtemps que les physiciens et les chimistes
sentent la nécessité de changer la dénomination très impropre
d'air fixe, air fixé, air fixable; je lui ai substitué, dans le premier
volume de mes opuscules physiques et chimiques, le nom de
fluide élastique; mais ce nom générique, qui s'applique à une
classe de corps très nombreux, ne pouvait servir qu'en en attendant une autre. Aujourd'hui, je crois devoir imiter la con-
duite des anciens chimistes; ils désignaient chaque substance
par un nom générique qui en exprimait la nature, et ils le spéci-
fiaient par une seconde dénomination qui désignait le corps d'où
ils avaient coutume de le tirer; c'est ainsi qu'ils ont donné le
nom *d'acide vitriolique* à l'acide qu'ils retiraient du vitriol; le
nom *d'acide marin* à celui qu'ils retiraient du sel marin, etc

Par une suite de ces mêmes principes, je nommerai *acide de
la craie, acide crayeux*, la substance qu'on a désignée jusqu'ici sous le nom *d'air fixe ou d'air fixé*, par la raison que
c'est de la craie et des terres calcaires que nous tirons le plus
communément cet acide, et j'appellerai *acide crayeux a érifor-
me* celui qui se présentera sous forme d'air.

traire, rapproché davantage de l'air qui avait servi
à la calcination du mercure, ou plutôt il n'était plus
qu'une seule et même chose; comme lui, il faisait
périr les animaux, il éteignait les lumières: enfin,
de toutes les expériences de comparaison que j'ai
faites avec ces deux airs, aucune ne m'a pu laisser
apercevoir entre eux la moindre différence.

Mais l'air qui a servi à la calcination du mercure
n'est autre chose, comme on l'a vu plus haut, que
le résidu méphitique de l'air de l'atmosphère, dont
la partie éminemment respirable s'est combinée
avec le mercure pendant la calcination; donc l'air
qui a servi à la respiration, lorsqu'il a été dépouillé
de la portion d'acide crayeux aériforme qu'il contient, n'est également qu'un résidu d'air commun
privé de sa partie respirable; et, en effet, ayant
combiné avec cet air environ un quart de son volume d'air éminemment tiré de la chaux du
mercure, je l'ai rétabli dans son premier état, et je
l'ai rendu aussi propre que l'air commun, soit à la
respiration, soit à l'entretien des lumières, de la
même manière que je l'avais fait avec l'air vicié
par la calcination des métaux.

Il résulte de ces expériences que, pour ramener
à l'état d'air commun et respirable l'air qui a été
vicié par la respiration, il faut opérer deux effets:
1° enlever à cet air, par la chaux ou par un alcali
caustique, la portion d'acide crayeux aériforme
qu'il contient; 2° lui rendre une quantité d'air éminemment respirable, ou déphlogistiqué, égale à

celle qu'il a perdue. La respiration, par une suite nécessaire, opère l'inverse de ces deux effets, et je me trouve, à cet égard, conduit à deux conséquences également probables et entre lesquelles l'expérience ne m'a pas mis encore en état de prononcer.

En effet, d'après ce qu'on vient de voir, on peut conclure qu'il arrive de deux choses l'une par l'effet de la respiration: ou la portion d'air éminemment respirable contenue dans l'air de l'atmosphère est convertie en acide crayeux aériforme en passant par le poumon; ou bien il se fait un échange dans ce viscère: d'une part, l'air éminemment respirable est absorbé, et, de l'autre, le poumon restitue à la place une portion d'acide crayeux aériforme presque égale en volume.

La première de ces deux opinions a pour elle une expérience que j'ai déjà communiquée à l'Académie. J'ai fait voir, dans un mémoire lu à la séance publique de Pâques 1775, que l'air éminemment respirable pouvait être converti en totalité en acide crayeux aériforme par une addition de poudre de charbon, et je prouverai dans d'autres mémoires qu'il est plusieurs autres moyens d'opérer cette même conversion. Il est donc possible que la respiration ait cette même propriété, et que l'air éminemment respirable qui est entré dans le poumon en ressorte en acide crayeux aériforme; mais, d'un autre côté, de fortes analogies semblent militer en faveur de la seconde opinion, et porter à croire qu'une portion d'air éminemment respirable reste dans le poumon, et qu'elle s'y combine avec le sang. On sait que c'est une propriété de l'air éminemment respirable de communiquer la couleur rouge aux corps, et surtout aux substances métalliques avec lesquelles il est combiné: le mercure, le plomb et le fer en fournissent des exemples. Ces métaux forment, avec lair éminemment respirable, des chaux d'un beau rouge, la première, connue sous le nom de « mercure précipité per se ou de mercure précipité rouge »;la seconde, sous le nom de « minium »; enfin la troisième, sous le nom de « colcotar ». Les mêmes effets, les mêmes phénomènes se retrouvent, comme on vient de le voir, et dans la calcination des métaux et dans la respiration des animaux; toutes les circonstances sont les mêmes, jusqu'à la couleur des résidus: ne pourrait-on pas en induire que la couleur rouge du sang est due à la combinaison de l'air éminemment respirable, ou plus exactement, comme je le ferai voir dans un prochain mémoire, à la combinaison de la base de l'air éminemment respirable avec une liqueur animale, de la même manière que la couleur rouge du mercure précipité rouge et du minium est due à la combinaison de la base de ce même air avec une substance métallique ? Quoique M. Cigna, M. Priestley et les auteurs modernes qui se sont occupés de cet objet, n'aient point tiré cette conséquence, j'ose dire qu'il n'est presque aucune de leurs expériences qui ne paraisse tendre à l'établir. En effet, ils ont prouvé, et surtout M. Priestley, que le sang n'est rouge et vermeil qu'autant qu'il est continuellement en contact avec l'air de l'atmosphère ou avec l'air éminemment respirable; qu'il devient noir dans l'acide crayeux aériforme, dans l'air nitreux, dans l'air inflammable, dans tous les airs qui ne sont point respirables, dans le vide de la machine pneumatique; qu'il reprend, au contraire, sa couleur rouge lorsqu'on le met de nouveau en contact avec l'air, et surtout avec l'air éminemment respirable; que cette restitution de couleur est constamment accompagnée d'une diminution dans le volume de l'air: or ne résulte-t-il pas de tous ces faits que l'air éminemment respirable a la propriété de se combiner avec le sang et que c'est cette combinaison qui constitue sa couleur rouge. Au surplus, quelle que soit celle de ces deux opinions qu'on embrasse, soit que la portion respirable de l'air se combine avec le sang, soit qu'elle se change en acide crayeux aériforme en passant par le poumon; soit enfin, comme je serais assez porté à le croire, que l'un et l'autre de ces effets aient lieu pendant l'acte de la respiration, on pourra toujours, en ne s'attachant qu'aux faits, regarder comme prouvé:

1° Que la respiration n'a d'action que sur la portion d'air pur, d'air éminemment respirable, contenue dans l'air de l'atmosphère; que le surplus, c'est-à-dire la partie méphitique, est un milieu purement passif, qui entre dans le poumon et en ressort à peu près comme il y était entré, c'est-à-dire sans changement et sans altération;

2° Que la calcination des métaux dans une portion donnée d'air de l'atmosphère n'a lieu, comme je l'ai annoncé plusieurs fois, que jusqu'à ce que la portion de véritable air, d'air éminemment respirable, qu'il contient, ait été épuisée et combinée avec le métal;

3° Que, de même, si l'on enferme des animaux dans une quantité donnée d'air, ils y périssent lorsqu'ils ont absorbé ou converti en acide crayeux aériforme la majeure partie de la portion respirable de l'air, et lorsque ce dernier est réduit à l'état de mofette;

4° Que l'espèce de mofette qui reste après la calcination des métaux ne diffère en rien, d'après toutes les expériences que j'ai faites, de celle qui reste après la respiration des animaux, pourvu toutefois que cette dernière ait été dépouillée, par la chaux ou par les alcalis caustiques, de sa partie fixable, c'est-à-dire de l'acide crayeux aériforme qu'elle contenait; que ces deux mofettes peuvent être substituées l'une à l'autre dans toutes les expériences, et qu'elles peuvent être ramenées toutes deux à l'état de l'air de l'atmosphère par une quantité d'air éminemment respirable égale à celle qu'elles ont perdue. Une nouvelle preuve de cette dernière vérité, c'est que si l'on augmente ou que l'on diminue, dans une quantité donnée d'air de l'atmosphère, la quantité de véritable air, d'air éminemment respirable qu'elle contient, on augmente ou on diminue dans la même proportion la quantité de métal qu'on peut y calciner, et, jusqu'à un certain point, le temps que les animaux peuvent y vivre.

Les bornes que je me suis prescrites dans ce mémoire ne m'ont pas permis d'y faire entrer beaucoup d'autres expériences qui viennent à l'appui de la théorie que j'y expose; de ce nombre sont une partie de celles dont nous nous sommes occupés dans le laboratoire de M. de Montigny, MM. Trudaine, de Montigny et moi, pendant les vacances de l'Académie: ces expériences, suivant ce que nous avons lieu d'espérer, jetteront encore un nouveau jour, non seulement sur la respiration des animaux, mais encore sur la combustion; opérations qui ont encore entre elles un rapport beaucoup plus grand qu'on ne le croirait au premier coup d'œil.

MÉMOIRE

SUR LA CHALEUR

PAR

MM. LAVOISIER et DE LAPLACE (1)

De la combustion et de la respiration

Jusqu'à ces derniers temps, on n'avait eu que des idées vagues et très imparfaites sur les phénomènes de la chaleur qui se dégage dans la combustion et dans la respiration. L'expérience avait fait connaître que les corps ne peuvent brûler et les animaux respirer sans le concours de l'air atmosphérique; mais on ignorait la manière dont il influe dans ces deux grandes opérations de la nature, et les changements qu'elles lui font subir. L'opinion la plus généralement répandue n'attribuait à ce fluide d'autres usages que ceux de rafraîchir le sang lorsqu'il traverse les poumons, et de retenir par sa pression la matière du feu à la surface des corps combustibles. Les découvertes importantes que l'on a faites depuis peu d'années sur la nature

(1) *Mémoires de l'Académie des sciences*, année 1780, p. 355.

2

des fluides aériformes ont beaucoup étendu nos
connaissances sur cette matière; il en résulte
qu'une seule espèce d'air connue sous les noms
« d'air déphlogistiqué », « d'air pur » ou « d'air
vital », est propre à la combustion, à la respiration
et à la calcination des métaux; que l'air de l'atmosphère n'en renferme qu'un quart environ, et que
cette portion d'air est alors ou absorbée, ou altérée,
ou convertie en air fixe par l'addition d'un principe
que nous nommerons « base de l'air fixe », pour
éviter toute discussion sur sa nature: ainsi, l'air
n'agit point dans ses opérations comme une simple cause mécanique, mais comme principe de nouvelles combinaisons. M. Lavoisier, ayant observé
ces phénomènes, soupçonna que la chaleur et la lumière qui s'en dégagent étaient dues, au moins en
grande partie, aux changements que l'air éprouve:
tout ce qui tient à la combustion et à la respiration
s'explique d'une manière si naturelle et si simple,
dans cette hypothèse, qu'il ne balança point à la
proposer, sinon comme une vérité démontrée, du
moins comme une conjecture très vraisemblable et
digne, à tous égards, de l'attention des physiciens:
c'est ce qu'il fit dans un mémoire sur la combustion, imprimé dans le volume de l'Académie, pour
l'année 1777, page 592. M. Crawford a présenté une
explication à peu près semblable dans un ouvrage
sur cet objet, publié à Londres en 1779: ces deux
physiciens s'accordent à regarder l'air pur comme
la source principale de la chaleur qui se développe

dans la combustion et dans la respiration; il y a
cependant une différence essentielle entre leurs
opinions, et qui consiste en ce que M. Lavoisier
pense que la chaleur dégagée dans ces deux phénomènes est combinée dans l'air pur, et que ce
fluide doit à la force expansive de la chaleur ainsi
combinée son état aériforme; au lieu que, suivant
M. Crawford, la matière de la chaleur est libre
dans l'air pur, elle ne s'en dégage que par ce que
l'air pur, en se combinant, perd une grande par
tie de sa chaleur spécifique. M. Crawford appuie
cette assertion sur des expériences d'après lesquelles il trouve la chaleur spécifique de l'air pur qua
tre-vingt sept fois plus grande que celle de l'eau
commune; si ces expériences étaient exactes, il serait aisé de faire voir que la chaleur libre existante
dans l'air pur est plus que suffisante pour produire
tous les phénomènes de la chaleur, et que, dans
les combustions mêmes où il se dégage le plus de
chaleur, telles que celles du phosphore, une partie considérable de la chaleur libre existante dans
l'air pur doit se combiner; mais ces expériences
sont si délicates, qu'il faut les avoir répétées un
grand nombre de fois avant que de les admettre;
ainsi nous nous abstiendrons de prononcer sur leur
exactitude, jusqu'à ce que nous ayons déterminé,
par notre méthode, les chaleurs spécifiques des différents airs; nous nous bornerons ici à comparer
les quantités de chaleur qui se dégagent dans la
combustion et dans la respiration avec les altéra

tions correspondantes de l'air pur, sans examiner si cette chaleur vient de l'air, ou des corps combustibles et des animaux qui respirent: dans la vue de déterminer ces altérations, nous avons fait les expériences suivantes:

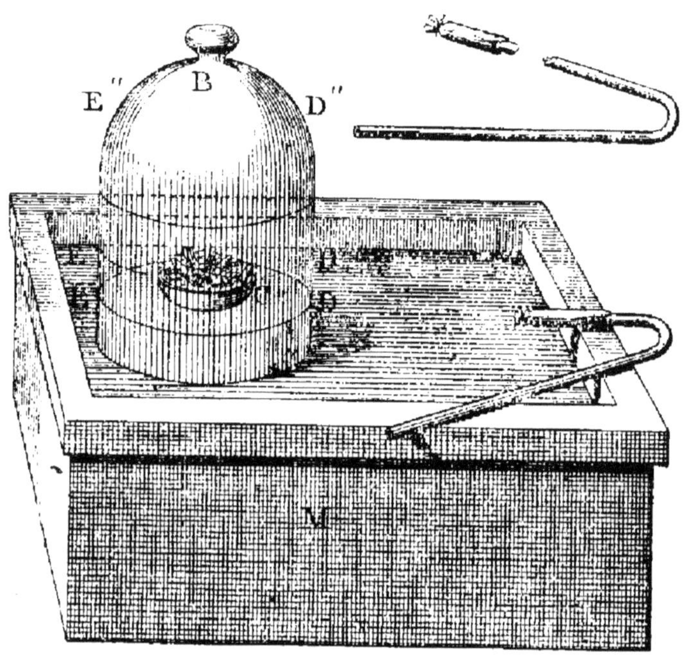

La lettre M de la figure représente une grande cuvette remplie de mercure, et au-dessus de laquelle nous avons placé une cloche B, pleine d'air déphlogistiqué; cet air n'était pas parfaitement pur, sur 19 parties il en contenait 16 d'air pur, et il renfer-

mait un cinquante-septième environ de son volume
d'air fixe. Nous avons introduit sous la cloche un
petit vase de terre C, rempli de braise que nous
avions auparavant dépouillée de tout son air inflammable par une forte chaleur et qui était à peu
près semblable à celle que nous avons employée
dans l'expérience sur la chaleur dégagée par la combustion du charbon. au-dessus de la braise nous
avons placé un peu d'amadou sur lequel était une
très petite molécule de phosphore, pesant tout au
plus un dixième de grain; le vase de terre, avec
tout ce qu'il contenait, avait été pesé fort exactement; nous avons ensuite élevé le mercure dans
la cloche jusqu'en E par la succion de l'air intérieur, afin que la dilatation de l'air, occasionnée
par la combustion du charbon, n'abaissât pas le
mercure trop au-dessous du niveau du mercure extérieur, ce qui aurait pu faire sortir l'air renfermé
sous la cloche. Cela fait, au moyen d'un fer rouge
que nous avons fait passer rapidement à travers le
mercure, nous avons enflammé le phosphore qui a
allumé l'amadou, et, par son moyen, la braise. La
combustion a duré pendant 20 ou 25 minutes, et
lorsque la braise s'est éteinte, et que tout l'air intérieur a été refroidi à la température de l'atmosphère, nous avons marqué un second trait en E',
où le mercure s'est élevé par la diminution du volume de l'air intérieur. Nous avons ensuite introduit de l'alcali caustique sous la cloche; tout l'air
fixe a été absorbé, et, après un temps suffisant pour

cet objet, lorsque le mercure a cessé de monter
dan la cloche, nous avons marqué un trait en E"
au niveau de la surface de l'alcali caustique; nous
avons eu soin d'observer, dans les trois positions
E, E', E", les hauteurs du mercure dans la cloche,
au-dessus de son niveau dans la cuvette: l'air de
l'atmosphère introduit sous la cloche au moyen d'un
tube de verre, en a fait baisser le mercure jusqu'au
niveau du mercure extérieur. Nous avons ensuite
retiré le vase C, que nous avons fait sécher et que
nous avons pesé fort exactement; la diminution
de son poids nous a fait connaitre la quantité de
charbon consommé. Le degré de température extérieure a très peu varié dans l'intervalle de l'expérience, et la hauteur du baromètre était de 28
pouces environ.

Pour déterminer les volumes d'air contenus dans
les espaces E B D, E' B D', E" B D", nous les
avons remplis d'eau commune, dont les poids res-
pectifs nous ont donné, en pouces cubes, les volumes de ces espaces; mais, comme l'air qui y était
renfermé était inégalement pressé, à raison des différentes hauteurs du mercure dans la cloche, nous
avons réduit, au moyen de ces hauteurs observées,
le volume de l'air à celui qu'il aurait occupé s'il
avait été comprimé par une colonne de mercure de
28 pouces; enfin nous avons réduit tous les résultats de nos expériences à ceux qui auraient eu lieu
si la température extérieure avait été de 10 degrés,
en partant de cette donnée, que, vers la tempéra-

ture de 10 degrés, l'air se dilate de un deux cent quinzième à chaque degré d'accroissement dans sa température; ainsi les airs dont nous donnerons, dans la suite, les volumes, doivent être supposés à la température de 10 degrés, et comprimés par une colonne de 28 pouces de mercure.

Dans l'expérience précédente, il y avait dans la cloche 202 pouces, 35 d'air déphlogistiqué; son volume, par la seule combustion du charbon, s'est réduit à 170 pouces, 59, et après l'absorption de l'air fixe par l'alcali caustique, le volume de l'air n'était plus que de 73 pouces, 93; le poids du charbon consommé, indépendamment de sa cendre, a été de 17 grains 2 dixièmes; ceux de l'amadou et du phosphore réunis pouvaient être d'un demi-grain, d'ailleurs, nous avons trouvé, par plusieurs expériences, que le poids de la cendre formée par la braise est d'environ 10 grains par once; on peut donc supposer, à très peu près, que, dans cette expérience, il y a eu 18 grains de charbon consommé, en y comprenant sa cendre.

L'air déphlogistiqué dont nous avons fait usage contenait environ un cinquante septième de son volume d'air fixe, qui n'avait point été absorbé par l'eau au-dessus de laquelle il avait séjourné pendant plusieurs mois, cette adhésion intime de l'air fixe à l'air pur nous porte à croire que, même après l'absorption de l'air fixe par l'alcali caustique dans nos expériences, l'air restant contenait encore un peu d'air fixe que nous pouvons, sans erreur sensible, évaluer à un cinquante septième de son volume total: dans cette hypothèse, pour avoir le volume de tout l'air pur consommé par le charbon, il faut prendre la différence du volume de l'air avant la combustion au volume de l'air restant après l'absorption par l'alcali caustique, et diminuer cette différence de sa cinquante-septième partie; en retranchant pareillement cette même quantité du volume de l'air absorbé par l'alcali caustique, on aura le volume de l'air fixe formé par la combustion: on trouvera ainsi qu'une once de charbon, en brûlant, consomme 4037 pouces, 5 d'air pur, et forme 3021 pouces, 1 d'air fixe; et, si l'on désigne par l'unité le volume de l'air pur consommé, son volume, après la combustion, sera réduit à 0,74828.

Pour évaluer en poids ces volumes d'air pur et d'air fixe, il faut connaître ce que pèse un pouce cube de l'un et de l'autre de ces airs; or on a observé que l'air pur est un peu plus pesant que l'air atmosphérique, environ dans le rapport de 187 à 185. Le poids de l'air atmosphérique a été déterminé fort exactement par M. de Luc. En partant de ces déterminations, on trouve qu'à 10 degrés de température, et à la pression de 28 pouces du baromètre, un pouce cube d'air déphlogistiqué pèse 0 grain,47317. M. Lavoisier a observé qu'à la même température et à la même pression, un pouce cube d'air fixe pèse à très peu près sept dixièmes de grain. D'après ces résultats, une once de charbon, en brûlant, consomme 3 onces, 3617 d'air pur,

et forme 3 onces, 6715 d'air fixe. Ainsi, sur dix parties d'air fixe, il y a neuf parties environ d'air pur
et une partie d'un principe fourni par le charbon,
et qui est la base de l'air fixe; mais une détermina-
tion aussi délicate exige un plus grand nombre
d'expériences.

On a vu précédemment qu'une once de charbon,
en brûlant, fond 6 livres 2 onces de glace; d'où il
est facile de conclure que, dans la combustion du
charbon, l'altération d'une once d'air pur peut fondre 29 onces, 547 de glace, et que la formation
d'une once d'air fixe, en peut fondre 26 onces, 692.

C'est avec la plus grande circonspection que nous
présentons ces résultats sur les quantités de chaleur que dégage l'altération d'une once d'air pur
par la combustion, et, quoiqu'elle ait été faite dans
des circonstances assez favorables, cependant nous
ne serons bien assurés de son exactitude qu'après
l'avoir répétée plusieurs fois. Nous l'avons déjà dit,
et nous ne pouvons trop insister sur cet objet, c'est
moins le résultat de nos expériences, que la méthode dont nous nous sommes servis, que nous présentons aux physiciens, en les invitant, si cette
méthode leur parait avoir quelque avantage, à vé-
rifier ces expériences que nous nous proposons
nous-mêmes de répéter avec le plus grand soin.

En brûlant du phosphore dans l'appareil précédent, dont la cloche était remplie d'air pur, nous
avons observé que 45 grains de phosphore ont absorbé, dans leur combustion 65 grains, 62 d'air pur

et comme le résultat de cette combustion est de l'a-
cide phosphorique, on doit en conclure que, dans la
formation de cet acide, une partie et demie environ,
ou, plus exactement, une partie et quatre neuvièmes
d'air pur se combinent avec une partie du phosphore, ce qui s'accorde avec le résultat que M. Lavoisier a trouvé le premier « (Mémoires de l'Académie, année 1777, page 69) », et que M. Berthollet a, depuis, confirmé par la méthode des combinaisons chimiques.

Il suit de là qu'une once de phosphore, en brûlant, absorbe 65 onces, 62 quarante-cinquièmes
d'air pur; or on a vu précédemment qu'elle
peut fondre 6 livres 4 onces 48 grains de glace; ainsi 1 once d'air pur, en s'absorbant dans
le phosphore, peut fondre 68 onces, 634 de glace;
mais la même quantité d'air, en devenant air fixe
par la combustion du charbon, en peut fondre 29
onces et demie, d'où l'on tire ce résultat assez remarquable, savoir: « que la chaleur dégagée par
l'air pur, lorsqu'il est absorbé par le phosphore,
est à peu près deux et un tiers plus grande que
lorsqu'il est changé en air fixe ».

Dans les Mémoires de l'Académie pour l'année
1777, page 597, M. Lavoisier a été conduit à un résultat semblable par sa théorie générale de la formation des airs et des vapeurs. Suivant cette théorie, l'air pur, l'air fixe, et généralement tous les airs
et toutes les vapeurs, doivent leur état aériforme
à la grande quantité de chaleur qui y est combinée;

l'air pur paraît surtout la renfermer en grande abondance; il l'abandonne presque en entier lorsqu'il passe à l'état concret, dans la calcination des métaux et dans les combustions du soufre, du phosphore, etc., mais il en retient une partie considérable dans l'état d'air fixe.

L'absorption de l'air pur par l'air nitreux fait une exception à cette théorie générale des combinaisons de l'air pur: la quantité de chaleur dégagée dans cette combinaison particulière est très petite, et incomparablement moindre que celle qui se développe dans l'absorption d'un pareil volume d'air pur par le phosphore; il faut donc supposer dans l'acide nitreux, et conséquemment dans le nitre, une grande quantité de chaleur combinée, qui doit reparaître tout entière dans la détonation de cette substance, et c'est en effet ce que donne l'expérience.

En distillant le nitre, M. Berthollet est parvenu à convertir en air pur presque tout l'acide nitreux qu'il renferme. Ce savant chimiste a, de plus, observé que, dans la détonation du nitre avec le charbon, une grande partie de son acide se change en air fixe. Or une once de nitre renferme environ 2 gros deux tiers d'acide nitreux: en supposant donc que cet acide soit tout air pur, et qu'il soit tout entier converti en air fixe, on trouve, d'après les résultats précédents sur la combustion du charbon, qu'une once de nitre, en détonant avec le charbon, doit fondre 13 onces et demie de glace: l'expérience ne nous a donné que 12 onces de glace fondue; mais, si l'on fait attention à l'incertitude des éléments dont nous sommes partis et aux erreurs inévitables dans les expériences, on verra qu'il n'est pas possible d'établir un plus parfait accord entre ces résultats. On peut donc ainsi concevoir le phénomène de la détonation du nitre: l'air pur renfermé dans cette substance s'y est combiné sans un dégagement très sensible de chaleur; il doit, par conséquent, occasionner un froid peu considérable en reprenant son état aériforme; à mesure qu'il le reprend, la base de l'air fixe que contient le charbon s'en empare et le convertit en air fixe; il doit donc se développer, dans cette circonstance, une quantité de chaleur à peu près égale à celle qui se dégage dans la combinaison directe du charbon avec l'air pur. Le froid occasionné par le passage de l'air pur à l'état aériforme, dans la détonation du nitre, produit une petite différence entre ces quantités de chaleur, et cette différence est égale à la quantité de chaleur que dégage l'air pur en se combinant dans l'acide nitreux; on pourrait la déterminer par l'expérience précédente, si les éléments dont nous sommes partis étaient exacts, et l'on trouverait que, dans la combinaison d'une once d'air pur, pour former l'acide nitreux, la quantité de chaleur qui se développe peut fondre 3 onces et demie de glace, mais ces éléments sont trop incertains pour pouvoir ainsi déterminer, avec précision, cette quantité de chaleur. Quoi qu'il en soit, on peut conjecturer avec vraisemblance que le nitre doit à la chaleur qui y est combinée sa propriété de détoner avec les substances qui peuvent s'unir à l'air pur, propriété que n'ont point d'autres substances, telles que les sels phosphoriques, qui cependant renferment une grande quantité du même air, mais qui ne se combinent avec lui qu'en dégageant une chaleur considérable.

Pour déterminer les altérations que la respiration des animaux occasionne à l'air pur, nous avons rempli de ce gaz la cloche B de l'appareil précédent, et nous y avons introduit différents cochons d'Inde, à peu près de la même grosseur que celui qui nous avait servi dans notre expérience sur la chaleur animale: dans une de ces expériences, la cloche renfermait, avant que l'on y mît le cochon d'Inde, 248 pouces, 01 d'air pur; cet animal y est resté pendant une heure et un quart; pour l'introduire sous la cloche, nous l'avions fait passer à travers le mercure; nous l'en avons retiré de la même manière, et, après avoir laissé refroidir l'air intérieur jusqu'au degré de température de l'atmosphère, son volume a été un peu diminué et s'est réduit à 240 pouces, 25; enfin, après avoir absorbé l'air fixe par l'alcali caustique, il est resté 200 pouces, 56 d'air. Dans cette expérience, il y a eu 45 pouces, 62 d'air pur altéré, et 37 pouces, 96 d'air fixe produit, en faisant la correction due à la petite quantité d'air fixe que renfermait l'air déphlogistiqué de la cloche. Si l'on désigne par l'unité le volume de l'air pur altéré, 0,814 sera son volume diminué par la respiration; dans la combustion du charbon, le volume de l'air est diminué dans le rapport de 1 à 0,74828; cette différence peut tenir, en partie, aux erreurs de mesures, mais elle dépend encore d'une cause que nous n'avions pas soupçonnée d'abord, et dont il est bon d'avertir ceux qui voudront répéter ces expériences.

Pour rendre la cloche stable dans la cuvette, nous avons un peu élevé le mercure intérieur au-dessus du niveau du mercure extérieur: or, en introduisant l'animal et en le retirant de dessous la cloche, nous avons observé que l'air extérieur pénétrait un peu dans l'intérieur, le long du corps de l'animal, quoique plongé en partie dans le mercure; ce fluide ne s'applique pas assez exactement contre la surface des poils et de la peau pour empêcher toute communication entre l'air extérieur et l'air intérieur de la cloche; ainsi l'air doit paraître moins diminué par la respiration qu'il ne l'est en effet.

Le poids de l'air fixe produit dans l'expérience précédente est de 26 grains, 572; d'où il suit que, dans l'intervalle de dix heures, l'animal aurait produit 212 grains, 576 d'air fixe.

Au commencemen de l'expérience, l'animal, respirant un air beaucoup plus pur que celui de l'atmosphère, formait, peut-être dans le même temps, une plus grande quantité d'air fixe; mais, sur la fin, il respirait avec difficulté, parce que l'air fixe, se déposant par sa pesanteur dans la partie inférieure de la cloche où était l'animal, en chassait l'air pur, qui s'élevait au haut de la cloche, et probablement encore parce que l'air fixe est par lui-même nuisible aux animaux. On peut donc supposer, sans erreur sensible, que la quantité d'air fixe produite est la même que si l'animal eût respiré dans l'air de l'atmosphère, dont la bonté est à peu près moyenne entre celles de l'air à la partie inférieure de la cloche, au commencement et à la fin de l'expérience.

Nous avons ensuite déterminé directement la quantité d'air fixe produite par un cochon d'Inde, lorsqu'il respire l'air même de l'atmosphère; pour cela, nous en avons mis un sous un bocal à travers lequel nous avons établi un courant d'air atmosphérique; l'air, comprimé dans un appareil fort commode pour cet objet, entrait sous le bocal par un tube de verre, et en ressortait par un second tube recourbé, dont la partie concave plongeait dans le mercure, et dont l'extrémité inférieure aboutissait dans un flacon rempli d'alcali caustique; il en sortait ensuite par un troisième tube, qui lui-même aboutissait dans un second flacon plein d'alcali caustique, et de là il se répandait dans l'atmosphère: l'air fixe formé par l'animal dans l'intérieur de la cloche était retenu, en grande partie, par l'alcali caustique du premier flacon, et celui qui échappait à cette combinaison était absorbé par l'alcali du second flacon l'augmentation du poids des flacons nous faisait connaître le poids de l'air fixe qui s'y était combiné: dans l'intervalle de trois heures, le poids du premier flacon a augmenté de 63 grains; celui du second flacon a augmenté de 6 grains; ainsi le poids total des deux flacons a augmenté de 71 grains: en supposant cette quantité d'air fixe uniquement due à la respiration de l'animal, il aurait, pendant dix heures, formé 236 grains, 667 d'air fixe, ce qui diffère d'un neuvième environ du résultat de l'expérience précédente; cette différence peut tenir à la différence de grosseur et de force des deux animaux, et à leur état momentané durant l'expérience.

Si les vapeurs de la respiration, emportées par le courant d'air, se fussent déposées dans les flacons, l'augmentation du poids de l'alcali caustique n'aurait pas donné la quantité d'air fixe produite par l'animal; c'est pour obvier à cet inconvénient que nous avons employé un tube recourbé, dont la partie concave plongeait dans le mercure; les vapeurs de la respiration se condensaient contre les parois de cette partie du tube, et se rassemblaient dans sa cavité, en sorte qu'à son entrée dans le premier flacon l'air n'en était pas sensiblement chargé, car la transparence de la partie du tube qui descendait dans le flacon n'a point été altérée; on peut donc supposer que, si le poids des flacons a été augmenté par ces vapeurs, cette augmentation a été compensée par l'évaporation de l'eau de l'alcali qu'ils renfermaient. On pouvait craindre encore qu'une partie de l'air fixe qui était

combiné ne fût due à l'air même de l'atmosphère;
pour nous rassurer à cet égard, nous avons répété
la même expérience, en ne mettant point de cochon
d'Inde sous le bocal; il n'y a point eu alors d'augmentation dans le poids des flacons; celui du second flacon a diminué de 4 ou 5 grains, sans doute
par l'évaporation de l'eau de son alcali.

Une troisième expérience faite sur un cochon
d'Inde, dans l'air déphlogistiqué, nous a donné 226
grains pour la quantité d'air fixe produite en dix
heures.

En prenant un milieu entre ces expériences et
quelques autres semblables, faites sur plusieurs
cochons d'Inde, tant dans l'air déphlogistiqué que
dans celui de l'atmosphère, nous avons évalué à
224 grains la quantité d'air fixe produite en dix
heures par le cochon d'Inde que nous avons mis
en expérience dans une de nos machines pour déterminer sa chaleur animale.

Comme ces expériences ont été faites à la température de 14 ou 15 degrés, il est possible que
la quantité d'air fixe produite par la respiration
soit un peu moindre qu'à la température de zéro
degré, qui est celle de l'intérieur de nos machines; il faudrait donc, pour plus d'exactitude, déterminer les produits d'air fixe à cette dernière
température; c'est une attention que nous nous
proposons d'avoir dans les nouvelles expériences
que nous ferons sur cet objet.

Les expériences précédentes sont contraires à

ce que MM. Scheele et Priestley ont avancé sur les altérations de l'air pur par la respiration des animaux. Elle produit, suivant ces deux excellents physiciens, très peu d'air fixe, et une grande quantité d'air vicié, que ce dernier a désigné sous le nom d'air « phlogistiqué »; mais, en examinant avec tout le soin possible, par un grand nombre d'expériences, l'effet de la respiration des oiseaux et des cochons d'Inde sur l'air pur, nous avons constamment observé que le changement de ce gaz en air fixe est l'altération la plus considérable qu'il reçoit de la respiration des animaux. En faisant respirer une grande quantité d'air pur par des cochons d'Inde, et en observant, au moyen de l'alcali caustique, l'air fixe produit par leur respiration, en faisant ensuite respirer le résidu de l'air par des oiseaux, et absorbant de nouveau, par l'alcali caustique, le nouvel air fixe qui s'était formé, nous sommes parvenus à convertir ainsi en air fixe une grande partie de l'air pur que nous avions employé: ce qui restait d'air avait à peu près la même bonté qu'il devait avoir dans la supposition où le changement de l'air pur en air fixe est le seul effet de la respiration sur l'air. Il nous paraît donc certain que, si la respiration produit d'autres altérations à l'air pur, elles sont peu considérables, et nous ne doutons point que les physiciens qui, avec de grands appareils à mercure, feront les mêmes expériences, ne soient conduits au même résultat.

On a vu précédemment que, dans la combustion

du charbon, la formation d'une once d'air fixe peut fondre 26 onces, 692 de glace; en partant de ce résultat, on trouve que la formation de 224 grains d'air fixe doit en fondre 10 onces, 38. Cette quantité de glace fondue représente conséquemment la chaleur produite par la respiration d'un cochon d'Inde durant dix heures.

Dans l'expérience sur la chaleur animale d'un cochon d'Inde, cet animal est sorti de notre machine à peu près avec la même chaleur avec laquelle il y était entré; car on sait que la chaleur intérieure des animaux est toujours à peu près la même: sans renouvellement continuel de sa chaleur, toute celle qu'il avait d'abord se serait insensiblement dissipée, et nous l'aurions retiré froid de l'intérieur de la machine, comme tous les corps inanimés que nous y avons mis en expérience; mais ses fonctions vitales lui restituent sans cesse la chaleur qu'il communique à tout ce qui l'environne, et qui, dans notre expérience, s'est répandue sur la glace intérieure dont elle a fondu 13 onces en dix heures. Cette quantité de glace fondue représente donc à peu près la chaleur renouvelée dans le même intervalle de temps par les fonctions vitales du cochon d'Inde: il faut peut-être la diminuer d'une ou deux onces, ou même davantage, par cette considération que les extrémités du corps de l'animal se sont refroidies dans la machine, quoique l'intérieur du corps ait conservé à peu prss la même température: d'ailleurs, les humeurs que sa chaleur intérieure a

évaporées ont fondu, en se refroidissant, une petite quantité de glace, et se sont réunies à l'eau
qui s'est écoulée de la machine.

En diminuant de 2 onces et demie environ cette
quantité de glace, on aura la quantité fondue par
l'effet de la respiration de l'animal sur l'air, or,
si l'on considère les erreurs inévitables dans ces
expériences et dans les éléments dont nous sommes partis pour les calculer, on verra qu'il n'est
pas possible d'espérer un plus parfait accord entre ces résultats. Ainsi l'on peut regarder la chaleur qui se dégage, dans le changement de l'air
pur en air fixe, par la respiration, comme la cause
principale de la conservation de la chaleur animale, et, si d'autres causes concourent à l'entretenir,
leur effet est peu considérable.

La respiration est donc une combustion, à la vérité fort lente; mais d'ailleurs parfaitement semblable à celle du charbon; elle se fait dans l'intérieur des poumons, sans dégager de lumière sensible, parce que la matière du feu, devenue libre,
est aussitôt absorbée par l'humidité de ces organes: la chaleur développée dans cette combustion
se communique au sang qui traverse les poumons,
et de là se répand dans tout le système animal.
Ainsi l'air que nous respirons sert à deux objets
également nécessaires à notre conservation; il enlève au sang la base de l'air fixe dont la surabon-
dance serait très nuisible; et la chaleur que cette
combinaison dépose dans les poumons répare la

perte continuelle de chaleur que nous éprouvons de la part de l'atmosphère et des corps environnants.

La chaleur animale est à peu près la même dans les différentes parties du corps; cet effet paraît dépendre des trois causes suivantes: la première est la rapidité de la circulation du sang, qui transmet promptement jusqu'aux extrémités du corps la chaleur qu'il reçoit dans les poumons; la seconde cause est l'évaporation que la chaleur produit dans ces organes, et qui diminue le degré de leur température; enfin, la troisième tient à l'augmentation observée dans la chaleur spécifique du sang, lorsque, par le contact de l'air pur, il se dépouille de la base de l'air qu'il renferme; une partie de la chaleur spécifique développée dans la formation de l'air fixe est ainsi absorbée par le sang, sa température restant toujours la même, mais, lorsque dans la circulation, le sang vient à reprendre la base de l'air fixe, sa chaleur spécifique diminue, et il développe de la chaleur; et comme cette combinaison se fait dans toutes les parties du corps, la chaleur qu'elle produit contribue à entretenir la température des parties éloignées des poumons, à peu près au même degré que celle de ces organes. Au reste, quelle que soit la manière dont la chaleur animale se répare, celle que dégage la formation de l'air fixe en est la cause première; ainsi nous pouvons établir la proposition suivante: « Lorsqu'un animal est dans un état permanent et tranquille; lorsqu'il peut vivre pendant un temps considérable, sans souffrir, dans le milieu qui l'environne; en général, lorsque les circonstances dans lesquelles il se trouve n'altèrent point sensiblement son sang et ses humeurs, de sorte qu'après plusieurs heures le sytème animal n'éprouve point de variation sensible; la conservation de la chaleur animale est due, au moins en grande partie, à la chaleur que produit la combinaison de l'air pur respiré par les animaux avec la base de l'air fixe que le sang lui fournit. »

La méthode qui vient de nous conduire à ce résultat est indépendante de toute hypothèse, et c'est là son principal avantage; soit que la chaleur vienne de l'air pur, soit qu'elle vienne des corps qui se combinent avec lui, on ne peut douter que, dans la combinaison de l'air pur avec la base de l'air fixe, il ne se développe une quantité considérable de chaleur; cette combinaison présente, relativement à la chaleur, des phénomènes entièrement semblables à ceux que nous offrent beaucoup d'autres combinaisons chimiques, et, en particulier, celle de l'eau avec la chaux vive; et, ce qui rend l'identité plus parfaite, c'est que dans cette dernière combinaison, il y a dégagement de lumière. En comparant la chaleur dégagée par la combustion du charbon avec la quantité d'air fixe qui se forme dans cette combustion, on a la chaleur développée dans la formation d'une quantité donnée d'air fixe; si l'on détermine ensuite la quantité d'air fixe qu'un animal produit dans un temps donné, on aura la chaleur qui résulte de l'effet de sa respiration sur l'air; il ne s'agira plus que de comparer cette chaleur avec celle qui entretient sa chaleur animale, et que mesure la quantité de glace qu'il fond dans l'intérieur de nos machines; et, si comme nous l'avons trouvé par les expériences précédentes, ces deux quantités de chaleur sont à peu près les mêmes, on peut en conclure directement et sans hypothèse que c'est au changement de l'air pur en air fixe, par la respiration, qu'est due, au moins en grande partie, la conservation de la chaleur animale. Nous nous proposons de répéter et de varier ces expériences, en déterminant les quantités de chaleur renouvelées par diverses espèces d'animaux, et en examinant si, dans tous, cette quantité de chaleur est constamment proportionnelle aux quantités d'air fixe produites par la respiration: les oiseaux paraissent préférables aux quadrupèdes pour ce genre d'expériences, en ce qu'ils forment, dans le même temps, et à volume égal, une plus grande quantité d'air fixe; ainsi, par exemple, nous avons observé que deux moineaux francs consomment à peu près autant d'air pur qu'un cochon d'Inde.

Pour compléter cette théorie de la chaleur animale, il resterait à expliquer pourquoi les animaux, quoique placés dans des milieux de température et de densités très différentes, conservent toujours à peu près la même chaleur, sans cependant convertir en air fixe, des quantités d'air pur proportionnelles à ces différences; mais l'explication de ces phénomènes tient à l'évaporation plus ou moins grande des humeurs, à leur altération, et aux lois suivant lesquelles la chaleur se communique des poumons aux extrémités du corps; ainsi nous attendrons, pour nous occuper de cet objet, que l'analyse, éclairée par un grand nombre d'expériences, nous ait fait connaître les lois du mouvement de la chaleur dans les corps homogènes, et dans ses passages d'un corps à un autre d'une nature différente.

ALTÉRATIONS

QU'ÉPROUVE L'AIR RESPIRÉ (1)

La chimie moderne nous a fait connaître qu'indépendamment de l'air que nous respirons il existe
dans la nature beaucoup de fluides qui ont un grand
rapport avec lui par leurs qualités apparentes.
Comme l'air de l'atmosphère, ils sont transparents
et sans couleur; comme lui, ils sont dilatables, élas-
tiques et compressibles; comme lui, ils ont une
transparence et une fluidité si parfaites, qu'ils
échapperaient aux sens de la vue et du toucher,
si la possibilité de les contenir dans des vaisseaux,
et la résistance qu'ils apportent aux mouvements
des corps n'avertissaient de leur présence. Mais,
si ces fluides ont une ressemblance trompeuse avec
l'air de l'atmosphère par les qualités extérieures,
et qu'on peut regarder comme physique, ils en
diffèrent essentiellement par leurs qualités chimiques: les uns ne sont autre chose que des acides
ou des alcalis en vapeurs; les autres sont des subs-

(1) *Recueil des Mémoires de Lavoisier,* t. III, p. 13. —
Mémoire lu à la Société de Médecine en 1785. On y a fait
depuis quelques changements (Note du Recueil).

tances neutres, d'une nature très singulière; d'autres, enfin, sont encore absolument inconnus.

Des recherches plus approfondies sur la nature des fluides aériformes ont fait connaître que c'était au calorique qui entrait dans leur composition qu'ils devaient leur fluidité; que toutes ces substances volatiles, soit liquides, soit concrètes, étaient susceptibles de se vaporiser, de se fluidifier, à un certain degré de chaleur; que le baromètre, par exemple, étant à 28 pouces, c'est-à-dire à sa hauteur moyenne, l'eau prenait l'état aériforme à une chaleur de quatre-vingts degrés, l'alcool à soixante-six, l'éther à trente-deux, etc., que ces liquides, ainsi transformés en fluides, pouvaient être transvasés de l'un dans l'autre, et se prêter à toutes les expériences qu'on peut faire sur l'air de l'atmosphère, sur l'air vital, et en général sur tous les fluides respirables.

L'état de fluidité n'est donc qu'une manière d'être des corps, et le mot fluide n'est qu'une expression générique, qui caractérise, non pas une espèce, mais une classe de corps.

Ces considérations générales pouvaient déjà porter à croire que l'air de l'atmosphère n'était point une substance simple, qu'il devait être, au contraire, un mélange de toutes les substances susceptibles de prendre l'état aériforme au degré de chaleur et de pression dans lequel nous vivons, et l'expérience a confirmé ce que l'analogie faisait supposer. La chimie moderne a osé entreprendre l'analyse de l'air de l'atmosphère, et elle est parvenue à reconnaître qu'il est composé de 25 parties environ d'un air éminemment propre à la respiration, et qu'on connaît aujourd'hui sous le nom d'air vital, et de 75 parties d'un fluide méphitique, absolument incapable d'entretenir la combustion des corps et la respiration des animaux. Ce fluide est connu, dans la nouvelle nomenclature, sous le nom de gaz azote. En parlant de cette proportion de 75 parties de gaz azote contre 25 d'air vital, on trouve, pour le nombre de pouces cubes de chacun des deux fluides dont le pied cube d'air atmosphérique est composé, les quantités suivantes:

	Pouces
Air vital	432
Gaz azote	1296
Total.	1728, ou un pied cube

Pour exprimer en poids ces mêmes quantités, je me suis assuré par des expériences nombreuses, dont je rendrai compte ailleurs, que, le baromètre étant de 28 pouces, c'est-à-dire à sa hauteur moyenne, et le thermomètre de Réaumur à 10 degrés,

	Once	Gros	Grain
Le pied cube d'air atmosphérique pèse.	1	2	3
d'air vital	1	4	12
de gaz azote	1	2	48

D'où il suit qu'un pied cube d'air atmosphérique est composé comme ci-après:

	Pouces		Onces	Gros	Grains
Air vital.	432, pesant. .		»	3	3
Gaz azote	1296, pesant. .		1	»	»
Total . .	1728		1	3	3

De ces différentes substances qui entrent dans la composition de l'air de l'atmosphère, l'air vital. est la seule qui soit nécessaire au maintien de la respiration, le gaz azote n'y concourt en rien, si bien qu'on pourrait même substituer à ce gaz un autre fluide méphitique. Pourvu que ce fluide n'eût point de qualité irritante et délétère, pourvu qu'il ne fût mêlé avec l'air vital que dans les proportions de soixante et douze parties sur cent, il résulterait de cette combinaison un fluide aussi salubre, aussi respirable que l'air de l'atmosphère.

Telles sont les connaissances que la physique et la chimie peuvent donner à la médecine, sur la constitution de l'air que nous respirons. Mais quelles sont les altérations qui arrivent à ce même air dans les circonstances différentes de la vie ? Quelle est leur influence sur les organes de la respiration ? Quel désordre peut-il en résulter dans l'économie animale ? Quels sont les moyens de les prévenir ou d'y remédier ? C'est l'effet du travail que j'ai entrepris, et dont je rendrai successivement compte dans plusieurs mémoires.

C'est un fait bien anciennement reconnu que les animaux qui respirent ne peuvent vivre qu'un temps limité dans une quantité donnée d'air de l'atmosphère ; bientôt ils y languissent, ils s'y assoupissent; ce sommeil, d'abord paisible, est suivi d'une grande agitation; la respiration devient pénible et précipitée, et les animaux meurent dans des mouvements convulsifs. Ces accidents se succèdent plus ou moins rapidement, suivant que la quantité d'air dans laquelle les animaux sont renfermés est plus ou moins grande, relativement à leur volume et à celui de leur poumon; la vigueur de l'animal contribue aussi à prolonger un peu plus longtemps son existence; mais en partant d'une proportion commune, on a observé qu'un homme ne pouvait pas subsister plus d'une heure dans un volume d'air de cinq pieds cubes.

Pour bien connaitre le genre d'altération qui arrive à l'air, lorsqu'il a été respiré ainsi par les animaux, j'ai introduit un cochon d'Inde sous une cloche de cristal renversée sur du mercure; elle contenait 248 pouces cubiques d'air vital. Je l'y ai laissé pendant une heure et un quart; au bout de ce temps, je l'ai retiré de la même manière qu'il y avait été introduit, c'est-à-dire en le faisant passer par le mercure. Je ne me suis pas aperçu que ces deux passages l'eussent aucunement incommodé.

Pour rendre les comparaisons plus faciles, je supposerai que la quantité d'air vital dans lequel le cochon d'Inde a ainsi séjourné fût d'un pied cube ou de 1728 pouces cubiques, et je rapporterai, par calcul, les résultats à ce volume. Lorsque ce cochon d'Inde a été retiré de dessous la cloche, les

1728 pouces cubiques d'air vital se sont trouvés réduits à 1672 trois quarts; il y avait donc eu une diminution de volume de 55 pouces un quart; il s'était formé en même temps 229 pouces et demi d'acide carbonique, ce dont je me suis assuré en introduisant de l'alcali caustique sous la cloche; enfin, les 1443 pouces un quart restant étaient encore de l'air vital fort pur.

En convertissant ces volumes en poids, on aura, pour les quantités d'air restantes sous la cloche, après que l'animal en a été retiré:

	Onces	Gros	Grains
Air vital	1	2	10 2/3
Acide carbonique	»	2	15 1/3
Total	1	4	26

L'air dans cette expérience, a été diminué d'environ un trente-deuxième de son volume, mais il a augmenté de pesanteur absolue; d'où il résulte évidemment, 1° que l'air extrait quelque chose du poumon pendant l'acte de la respiration; 2° que la substance extraite, combinée avec l'air vital, forme de l'acide carbonique; or on sait qu'il n'y a que la matière charbonneuse qui ait cette propriété, l'air, par l'acte de la respiration, extrait donc du poumon une matière véritablement charbonneuse.

Mais il est à considérer que cette augmentation de poids, qui ne paraît être que de 13 grains deux tiers, est réellement beaucoup plus considérable qu'on ne la croirait d'abord; en effet, dans l'expérience que je viens de rapporter, il n'y a eu que 229 pouces et demi d'acide carbonique formé; or, d'après les résultats très exacts que j'ai discutés ailleurs, 100 parties d'acide carbonique en poids sont composées de 74 parties d'air vital et de 26 de charbon. Les 229 pouces et demi d'acide carbonique contenaient donc:

	Grains
Air vital	117,90
Charbon	41,43

Les 117 grains 9 d'air vital reviennent, en pouces cubes, à 232 pouces un tiers.

Si donc il n'y avait eu d'air vital employé qu'à faire de l'acide carbonique, la quantité restante, après l'opération, aurait dû être de . . . . . 1728 — 232 2/3 = 1495 1/3

Elle ne s'est trouvée que de 1443 1/4

Déficit 52 1/12

Il est donc évident qu'indépendamment de la portion d'air vital qui a été convertie en acide carbonique, une portion de celui qui est entré dans le poumon n'en est pas ressortie dans le même état; et il en résulte qu'il se passe de deux choses l'une dans l'acte de la respiration, ou qu'une portion d'air vital s'unit avec le sang, ou bien qu'elle se combine avec une portion d'hydrogène pour former de l'eau. Je discuterai, dans d'autres mémoires, les motifs qu'on peut alléguer en faveur de chacune de ces opinions; mais, en supposant, comme il y a quelque lieu de le croire, que la dernière soit préférable, il est aisé, d'après l'expérience ci-dessus, de déterminer la quantité d'eau qui se forme par la respiration, et la quantité d'hydrogène qui est extraite du poumon. En effet, puisque, pour former 100 parties d'eau, il faut employer 85 parties environ en poids d'air vital et 15 de gaz hydrogène, il en résulte qu'avec les 52 pouces un douzième d'air qui se sont trouvés manquer, il a dû se former 31 grains un neuvième d'eau, et qu'il s'est dégagé du poumon du cochon d'Inde 4 grains deux tiers d'hydrogène.

La même expérience, répétée dans l'air commun, donne des résultats analogues: diminution du volume de l'air; augmentation de poids absolu; formation d'acide carbonique et d'eau; dégagement de matière charbonneuse et d'un peu d'hydrogène qui est enlevé du poumon par l'acte de la respiration; mais le gaz azote qui reste, et qui se mêle avec l'acide carbonique et une portion d'air vital non consommée, complique le résultat. En conséquence, lorsqu'un pied cube d'air atmosphérique a été respiré autant qu'il le peut être, et que les animaux ne peuvent plus y demeurer sans courir le risque d'y perdre en quelques instants la vie, il est composé à peu près comme il suit, par chaque pied cube, je dis à peu près, car il se trouve de grandes variétés, surtout dans la quantité d'acide carbonique. Il contient:

	Pouces
Air vital.	173
Gaz acide carbonique	200
Gaz azote	1355
Total	1728

Ce qui donne en poids :

	Onces	Gros	Grains
Air vital	»	1	15 2/3
Gaz acide carbonique	»	1	66
Gaz azote.	1	»	26
Total	1	3	35 2/3

Je dois avertir que tous ces résultats ont été dé-
terminés sur de l'air de la respiration, après qu'il
avait été refroidi et qu'il avait déposé l'humidité
surabondante dont il est chargé en sortant du poumon.

Dans l'expérience faite sur le cochon d'Inde renfermé dans de l'air vital, et que je viens de rapporter, je m'étais aperçu que cet animal souffrait
considérablement à la fin de l'expérience; cependant on a vu qu'il n'y avait encore qu'une très
petite portion d'air qui fût viciée, c'est-à-dire convertie en acide carbonique, et qu'il restait beaucoup plus d'air vital qu'il n'en fallait pour cons-
tituer un air salubre; cette circonstance avait déjà
été observée par Priestley; mais l'objet que je me
suis proposé dans ce mémoire a exigé que je répé-
tasse une partie de ses expériences. C'est toujours
sur des cochons d'Inde que j'ai principalement
opéré; l'air vital que je leur faisais respirer était

à peu près pur, et ne contenait que cinq à six parties de gaz azote sur cent. Quoique les animaux vécussent beaucoup plus longtemps dans un volume de cet air qu'ils ne l'auraient fait dans un pareil volume d'air atmosphérique, ils y périssaient cependant longtemps avant qu'il fût complètement vicié; pour reconnaître la cause de ce phénomène, Bucquet, qui a bien voulu concourir à quelques-unes de mes expériences, a fait l'ouverture de plusieurs cochons d'Inde qui y avaient été soumis et qui en avaient été les victimes.

Ils lui ont paru morts d'une fièvre ardente et d'une maladie inflammatoire. Leurs chairs, à l'inspection, étaient fort rouges; le cœur était livide, gorgé de sang, surtout le ventricule et l'oreillette droits; le poumon était très flasque, mais très rouge, même au dehors, et très gorgé de sang.

Nous en avions conclu que l'air salubre consiste en une juste proportion entre l'air vital et le gaz azote, et qu'il est important, pour les animaux qui respirent, que cette proportion, qui est de 25 parties environ d'air vital sur 75 de gaz azote, ne varie pas beaucoup, ni en dessus ni en dessous; mais, depuis, nous avons reconnu, Seguin et moi, qu'un air dans lequel il entre une beaucoup plus petite proportion d'air vital est encore respirable, et que les accidents que les animaux éprouvent, longtemps avant d'avoir consommé tout l'air vital contenu dans l'air qu'ils respirent, tiennent à la qualité irritante de l'acide carbonique qui se forme. Les expériences que nous rapporterons sur cet objet, dans la suite de ces mémoires, ne laisseront aucun doute à cet égard.

Puisque l'air de l'atmosphère ne peut entretenir que pendant un certain temps la vie des animaux qui le respirent, puisqu'il s'altère à mesure qu'il est respiré, on peut en conclure que la salubrité de l'air doit être plus ou moins diminuée dans les salles de spectacle, dans les lieux d'assemblées publiques, dans les salles des hôpitaux, dans tous les endroits où un grand nombre de personnes se rassemblent, surtout si l'air y circule lentement et difficilement.

Il m'a paru intéressant de déterminer jusqu'à quel point allait cette altération : pour y parvenir, j'ai choisi à l'hôpital général le dortoir le plus bas, celui où un plus grand nombre de personnes se trouvait rassemblé dans un espace étroit, enfin celui qui, sous ce point de vue, m'a paru le plus malsain ; je m'y suis transporté à la pointe du jour et avant l'heure où on en fait l'ouverture ; je m'y suis introduit à l'instant où la porte a été ouverte, et j'ai recueilli deux flacons de l'air de cette salle, l'un pris dans le bas, c'est-à-dire jusqu'au niveau du plancher inférieur, l'autre dans la partie haute et le plus près de ce que j'ai pû du plancher supérieur. Le premier de ces deux airs, celui qui avait été pris dans le bas, n'était que médiocrement altéré ; il s'est trouvé contenir, sur cent parties en volume :

	Parties
Air vital.	23 1/2
Gaz acide carbonique.	1 1/2
Gaz azote	75
Total.	100

L'air pris dans le haut de ce même dortoir avait souffert une altération beaucoup plus considérable, il contenait:

	Parties
Air vital	22
Gaz acide carbonique	3
Gaz azote.	75
Total.	100

J'ai tenté de faire les mêmes épreuves sur l'air des salles de spectacle. Les comédiens français étaient alors établis aux Tuileries, et c'est dans leur salle que j'ai opéré. J'ai choisi un jour où l'affluence des spectateurs était très grande, et, muni de deux flacons pleins d'eau, j'ai vidé l'un dans le haut de la salle, dans une petite loge qui avait été fermée tout le temps du spectacle; l'autre dans le bas du parterre, quelques instants avant qu'on en sortît.

On conçoit que cette seconde partie de mon opération ne s'est pas faite sans quelques embarras et sans difficultés: le moindre évènement, le moindre mouvement extraordinaire aurait fait sensation au parterre et n'aurait pas manqué de troubler le spectacle; aussi me suis-je borné à me glisser à l'entrée, quelques instants avant la fin de la dernière pièce, à me placer près de la sentinelle, que

j'avais prévenue, et à y vider mon flacon de cristal.
Mais l'air que j'avais ainsi obtenu avait été recueilli trop près de la porte d'entrée; l'eau, d'ailleurs à travers laquelle il avait passé en s'introduisant dans le flacon, avait nécessairement absorbé une portion d'acide carbonique; aussi l'examen auquel je l'ai soumis ne m'a-t-il pas présenté
de différences très sensibles avec l'air du dehors;
mais il n'en a pas été de même de l'air recueilli dans
le haut de la salle; sur cent parties, il s'est trouvé
contenir:

	Parties
Air vital	21
Gaz acide carbonique	2 1/2
Gaz azote	76 1/2
Total	100

D'où l'on voit que la proportion d'air vital contenue dans l'air se trouvait sensiblement diminuée
dans la partie haute de la salle. Il serait à souhai-
ter que ces expériences pussent être répétées plus
en grand avec des appareils plus commodes; il
faudrait éviter surtout que l'air ne fût lavé au moment où on le recueille; on y parviendrait aisément
par le moyen de tuyaux de fer blanc qui communi-
queraient de l'extérieur à l'intérieur de la salle, et
à l'extrémité desquels on adapterait des ballons
qu'on aurait préalablement vidés d'air par le moyen
de la machine pneumatique. On pourrait alors se
procurer aisément et sans embarras la quantité
d'air nécessaire pour en déterminer la pesanteur
spécifique, et les expériences pourraient être faites

4

assez en grand pour que les petites différences le vinssent sensibles; enfin, on pourrait les répéter un assez grand nombre de fois pour que les erreurs inévitables dans des opérations aussi délicates pussent disparaître et se compenser. Un pareil travail ne peut être entrepris que de l'aveu du gouvernement; il en résulterait immanquablement des connaissances précieuses sur la construction des salles de spectacle, sur celle des hôpitaux, sur celle de tous les lieux où le public se porte en grande affluence.

Quelque imparfaites que soient, au surplus, ces premières expériences, on aperçoit, en les rapprochant des résultats obtenus en petit, sous des récipients de verre, que l'air de l'atmosphère, qui naturellement n'est composé que de deux fluides, l'air vital et le gaz azote, se trouve composé de trois, dans les salles d'assemblées nombreuses, au moyen de la conversion d'une partie d'air vital en gaz acide carbonique; que ces trois fluides ne sont pas mélangés dans des proportions égales dans toutes les parties de la salle, qu'ils tendent, au contraire, à se disposer en raison de leur gravité spécifique, que le gaz azote, comme plus léger, et favorisé d'ailleurs par la chaleur qui le dilate, se porte naturellement vers le haut, qu'il s'établit en conséquence une espèce de circulation d'air, et qu'à mesure que l'air méphitique parvient à s'échapper par le haut, il est remplacé par de l'air frais qui s'introduit par les ouvertures d'en bas.

Cette circulation existe plus ou moins dans toutes les salles, souvent même en dépit de l'architecte qui en a dirigé la construction; sans elle, sans le renouvellement d'air qui en résulte, les spectateurs seraient exposés aux accidents les plus fâcheux, avant même que le spectacle finît. Pour s'en convaincre, il ne s'agit que de prendre pour exemple une salle quelconque de spectacle, de trente pieds de long, sur vingt-cinq de large et sur trente de hauteur. Une salle de ces dimensions aurait une capacité de vingt-deux mille cinq cents pieds cubes, et pourrait contenir environ mille spectateurs; or, puisque chaque individu consomme, comme je l'ai exposé plus haut, environ cinq pieds cubes d'air par heure, il en résulte que, s'il n'y avait point de renouvellement, l'air de la salle serait complètement méphitique au bout de quatre heures et demie; mais il est probable en même temps que le plus grand nombre des spectateurs serait gravement incommodé et périrait longtemps avant cette époque.

Le même calcul appliqué à des salles d'assemblées publiques, basses et étouffées, et dont je pourrais citer des exemples (1), expliquerait pourquoi, les jours de grande affluence, l'attention des auditeurs ne peut se soutenir au delà de deux ou trois heures. Au bout de ce temps, il s'établit une impatience machinale, occasionnée par le malaise et par une souffrance physique dont on ne se rend

(1) Cette salle où s'assemblait l'Académie française, au Louvre.

pas compte. Malheur, dans ces circonstances, au lecteur auquel on a réservé les derniers instants de la séance ! L'intérêt de son sujet ne se communique pas à l'auditoire; on ne lui accorde plus ni bienveillance, ni même attention, et il n'obtient pas le tribut d'applaudissements et de reconnaissance sur lesquels il aurait été en droit de compter dans des circonstances plus favorables.

J'avais pour objet, en commençant ce mémoire, de rendre compte des diverses altérations qui arrivent à l'air dans les circonstances plus ordinaires de la vie; mais je m'aperçois que je n'ai ébauché qu'un seul point de l'objet que je m'étais proposé de traiter, et je crains déjà d'abuser de l'attention que l'assemblée a bien voulu m'accorder. Je me trouve donc forcé de remettre à une seconde partie ce que j'ai à dire sur les altérations que produisent dans l'air la combustion des lampes, des bougies, des chandelles, du charbon; les enduits de plâtre frais et la peinture à l'huile. Cette portion de mon travail est à peu près finie, et je serai en état de la communiquer incessamment à la société.

Il me restera à considérer, dans une troisième partie, l'air de l'atmosphère, non pas comme un fluide aériforme susceptible de se décomposer, mais comme un agent chimique qui peut se charger, par voie de dissolution et même d'une sorte de division mécanique, de miasmes d'une infinité d'espèces. On est effrayé quand on pense que, dans une assemblée nombreuse, l'air que chaque individu

respiro a passé et repassé un grand nombre de fois,
soit en tout, soit en partie, par le poumon de tous
les assistants, et qu'il a dû se charger d'exhalai-
sons plus ou moins putrides; mais de quelle nature sont ces émanations? Jusqu'à quel point dif-
fèrent-elles dans un sujet ou dans un autre, dans
la vieillesse ou dans la jeunesse, dans l'état de maladie ou de santé? Quelles sont les maladies susceptibles de se gagner par ce genre de communication? Quelles précautions pourrait-on prendre
pour neutraliser ou pour détruire l'influence dan-
gereuse de ces émanations? Il n'est peut-être aucun
de ces points dont l'examen ne puisse donner prise
à l'expérience, et il n'en est pas un de plus important pour la conservation de l'espèce humaine.
Tous les arts marchent rapidement vers leur état
de perfection; celui de vivre en société, de conser-
ver dans leur état de force et de santé un grand
nombre d'individus réunis ensemble, de rendre les
villes plus salubres, la communication des maladies contagieuses moins facile, est encore dans son
enfance.

Les grands travaux qu'on peut entreprendre sur
un objet aussi important ne peuvent être que l'ouvrage des sociétés savantes; nul homme ne peut se
flatter d'avoir les connaissances nécessaires pour
remplir seul un plan si étendu. Ce n'est donc qu'en
comptant sur les conseils, sur la lumière, sur les
secours de la société, que j'ose entreprendre de
défricher quelques parties de ce vaste champ.

PREMIER MÉMOIRE

SUR

LA RESPIRATION DES ANIMAUX

PAR

MM. SEGUIN et LAVOISIER (1)

La respiration est une des fonctions les plus importantes de l'économie animale, et, en général, elle ne peut être quelque temps suspendue sans que la mort en soit une suite inévitable. Cependant, jusqu'à ces derniers temps, on a complètement ignoré quel est son usage, quels sont ses effets ; et tout ce qui est relatif à la respiration était au nombre de ces secrets que la nature semblait s'être réservés.

Le retard de nos connaissances sur un objet aussi important tient à ce qu'il existe un enchaînement nécessaire dans la suite de nos idées, un ordre indispensable dans la marche de l'esprit humain ; à ce qu'il était impossible de rien savoir sur ce qui se passe dans la respiration avant d'avoir reconnu :

1° Que le calorique (matière de chaleur) est un principe constitutif des fluides (2), et que c'est à

(1) *Mémoires de l'Académie des Sciences*, Année 1789, p. 185.

(2) Sous ce nom générique nous comprenons les *airs* et les *gaz*.

ce principe qu'ils doivent leur état d'expansibilité, leur élasticité, et plusieurs autres des propriétés que nous leur connaissons.

2° Que l'air de l'atmosphère est un composé de deux fluides aériformes, savoir, d'un quart environ d'air vital, et de trois quarts de gaz azote;

3° Que la base de l'air vital, l'oxygène, est un principe commun à tous les acides, et que c'est lui qui constitue leur acidité;

4° Que le gaz acide carbonique (air fixe) est le résultat de la combinaison d'environ 72 parties en poids d'oxygène et de 28 parties de carbone (charbon pur).

5° Qu'il entre moins de calorique dans la composition d'un volume donné de gaz acide carbonique que dans un pareil volume d'air vital, et que c'est par cette raison qu'il se dégage du calorique pendant la combustion du carbone, c'est-à-dire pendant la conversion de l'air vital en acide carbonique par l'addition du carbone.

6° Enfin, que l'eau n'est point un élément, n'est point une substance simple, comme le croyaient les anciens, mais qu'elle est composée de 14,338 parties d'oxygène, et 85,668 d'hydrogène (1).

M. Lavoisier, l'un de nous, a établi toutes ces vérités dans une suite de mémoires qui font partie du Recueil de l'Académie, et maintenant que ces vé-

(1) Nous nous servons ici du résultat indiqué par MM. Fourcroy, Seguin et Vauquelin, parce qu'il dérive d'une des experiences les plus exactes qui aient été faites en chimie.

rités ont reçu la sanction du temps, qu'elles se trouvent confirmées par l'assentiment de presque tous les physiciens et chimistes de l'Europe, nous pouvons dire avec confiance qu'il n'en existe pas, en chimie, qui soient fondées sur des preuves plus évidentes.

Enfin il était impossible de soumettre à des expériences précises les effets de la respiration, avant qu'on eût acquis des moyens simples, faciles et expéditifs, de faire l'analyse de l'air; et c'est un service que M. Seguin vient de rendre à la chimie.

Boyle, Hales, Black et Priestley sont les premiers qui se soient aperçus que la respiration exerce une action marquée sur l'air de l'atmosphère; qu'elle en diminue le volume, qu'elle en change la nature, et qu'en un assez court intervalle de temps le fluide qui sert à cette fonction perd la propriété d'entretenir la vie des animaux.

Sans trop se rendre compte de ce qui se passait dans ce genre d'expériences, les chimistes sectateurs de la doctrine de Stahl essayèrent d'en expliquer les résultats; ils y parvinrent avec cette facilité qu'on leur connaît, c'est-à-dire avec l'aide de leur principe ordinaire, le phlogistique, qui, comme un Protée, peut se prêter à tout, et prendre toutes les couleurs, comme toutes les formes. Supposant donc que pendant la respiration il s'ex-

(1) Mémoire sur l'Eudiométrie, *Annales de chimie*, t. **IX**. p. 293.

halait du poumon des animaux une certaine quantité de phlogistique, les disciples de Stahl admi-
rent la phlogistication de l'air par la respiration,
comme ils avaient admis la phlogistication par la
combustion, par l'oxydation des métaux, etc., et,
comme les produits de ces différentes opérations
leur parurent identiques, ils y trouvèrent de nouveaux motifs de conclure que le phlogistique était
un être identique dans les trois règnes de la nature.

Des expériences de comparaison, que M. Lavoisier entreprit bientôt après, lui firent connaître les
principaux effets et les différents produits de la
respiration, de la combustion, de l'oxydation, etc.,
et le mirent en état d'apprécier le degré d'analogie
qui existe entre ces différentes opérations. Il fit
voir que dans toutes il y a décomposition de l'air
vital contenu dans l'air atmosphérique, et dégagement d'une portion de son calorique spécifique,
que dans toutes il reste, après le lavage dans l'alcali (alcali caustique), un résidu identique, le gaz
azote, qui n'est point un produit de l'opération,
mais qui est une partie constituante de l'air atmosphérique.

Il annonça ensuite en 1777 que la respiration
est une combinaison lente d'une portion de carbone que contient le sang, et que la chaleur animale est entretenue par la portion de calorique
qui se dégage au moment de la conversion de l'air
vital de l'atmosphère en gaz acide carbonique,

comme il arrive dans toute combustion du carbone.

Les expériences que publièrent, en 1780, MM. de Laplace et Lavoisier (1), non seulement confirmèrent ces énoncés, mais elles offrirent encore un résultat tout à fait inattendu, et dont il était impossible alors de sentir toute l'importance. Ces deux physiciens reconnurent qu'il se dégage des animaux, dans un temps donné, une quantité de calorique plus grande que celle qui devrait résulter de la quantité de gaz acide carbonique qui se forme dans un temps égal par la respiration.

Enfin, en 1785, M. Lavoisier crut pouvoir annoncer dans un mémoire publié dans le Recueil de la Société de médecine, que très probablement la respiration ne se borne pas à une combustion de carbone, mais qu'elle occasionne encore la combustion d'une partie de l'hydrogène contenu dans le sang, et conséquemment, que la respiration opère non seulement une formation de gaz acide carbonique, mais encore une formation d'eau, ce qui explique parfaitement bien le phénomène observé par MM. de Laplace et Lavoisier.

M. Seguin donna de nouveaux développements à cette théorie, et la confirma par de nouvelles expériences, dans un mémoire qu'il lut à la Société de Médecine. Il y présenta un extrait des recherches de MM. Priestley, Crawford, Hamilton, etc.,

(1) *Mémoires de l'Académie des sciences*, année 1780, page 355.

sur cet objet, et y exposa les conséquences qu'on pouvait en déduire.

Tel était l'ensemble de nos connaissances à l'instant où nous avons formé le plan d'un travail très étendu sur presque toutes les parties de l'économie animale. Nous allons présenter, dans ce premier mémoire, les principaux résultats des expériences que nous avons faites sur la respiration.

En partant des connaissances acquises, et en nous réduisant à des idées simples, que chacun puisse facilement saisir, nous dirons d'abord, en général, que la respiration n'est qu'une combustion lente de carbone et d'hydrogène, qui est semblable en tout à celle qui s'opère dans une lampe ou dans une bougie allumée, et que, sous ce point de vue, les animaux qui respirent sont de véritables combustibles qui brûlent et se consument.

Dans la respiration, comme dans la combustion, c'est l'air de l'atmosphère qui fournit l'oxygène et le calorique; mais, comme dans la respiration c'est la substance même de l'animal, c'est le sang qui fournit le combustible, si les animaux ne réparaient pas habituellement par les aliments ce qu'ils perdent par la respiration, l'huile manquerait bientôt à la lampe, et l'animal périrait, comme une lampe s'éteint lorsqu'elle manque de nourriture.

Les preuves de cette identité d'effets entre la respiration et la combustion se déduisent immédiatement de l'expérience. En effet, l'air qui a servi à la respiration ne contient plus, à la sortie du poumon, la même quantité d'oxygène; il **renferme** non seulement du gaz acide carbonique, mais encore beaucoup plus d'eau qu'il n'en contenait avant l'inspiration. Or, comme l'air vital ne peut se convertir en acide carbonique que par une addition de carbone; qu'il ne peut se convertir en eau que par une addition d'hydrogène; que cette double combinaison ne peut s'opérer sans que l'air vital perde une partie de son calorique spécifique, il en résulte que l'effet de la respiration est d'extraire du sang une portion de carbone et d'hydrogène, et d'y déposer à la place une portion de son calorique spécifique, qui, pendant la circulation, se distribue avec le sang dans toutes les parties de l'économie animale, et entretient cette température à peu près constante qu'on observe dans tous les animaux qui respirent.

On dirait que cette analogie qui existe entre la combustion et la respiration n'avait point échappé aux poëtes, ou plutôt aux philosophes de l'antiquité, dont ils étaient les interprètes et les organes. Ce feu dérobé du ciel, ce flambeau de Prométhée, ne présente pas seulement une idée ingénieuse et poétique, c'est la peinture fidèle des opérations de la nature, du moins pour les animaux qui respirent: on peut donc dire, avec les anciens, que le flambeau de la vie s'allume au moment où l'enfant respire pour la première fois, et qu'il ne s'éteint qu'à sa mort.

En considérant des rapports si heureux, on serait

quelquefois tenté de croire qu'en effet les anciens avaient pénétré plus avant que nous ne le pensons dans le sanctuaire des connaissances, et que la fable n'est véritablement qu'une allégorie, sous laquelle ils cachaient les grandes vérités de la médecine et de la physique.

Tout ce que nous avons à dire en ce moment sur la respiration n'est que le développement de l'idée principale que nous venons d'énoncer. Nous avons commencé ce mémoire par où, peut-être, nous aurions dû le finir, par la conséquence. Mais nous avons pensé qu'au risque même de nous répéter, il pourrait être utile d'offrir dès le commencement au lecteur le fil qui doit le conduire. Le voyageur est moins sujet à s'égarer lorsqu'il voit devant lui le terme auquel il se propose d'arriver.

C'est sur des cochons d'Inde que nous avons d'abord opéré. Ces animaux sont doux, la nature ne leur a donné aucun moyen de nuire. Ils sont d'une constitution robuste, faciles à nourrir; ils supportent longtemps la faim et la soif; enfin ils sont assez gros pour produire en très peu de temps des altérations sensibles dans l'air qu'ils respirent.

La quantité d'air vital qu'ils consomment par heure est de 40 à 50 pouces cubiques, suivant leur force et leur grosseur; mais, comme le gaz acide carbonique est pour eux, ainsi que pour presque tous les animaux, un poison mortel qu'ils ne peuvent respirer, même en médiocre quantité, sans éprouver des accidents funestes, il est nécessaire, pour continuer longtemps les expériences sur le même animal sans qu'il en souffre, d'absorber le gaz acide carbonique à mesure qu'il se forme. Pour remplir cet objet, nous commencions par faire passer sous une cloche de verre une quantité connue d'air vital; nous y introduisions ensuite le cochon d'Inde en le faisant passer à travers l'eau; dès qu'il était dans la cloche, nous le soulevions et nous le soutenions dans l'air qu'elle contenait, à l'aide d'une espèce de sébile en bois, montée sur trois pieds et recouverte d'une toile de crin; les pieds de ce support étaient assez longs pour que l'animal fût soutenu à six ou huit pouces au-dessus de la surface de l'eau.

On conçoit que la sébile, en passant ainsi à travers l'eau, devait s'en remplir; nous la vidions avec un siphon, après quoi nous y introduisions de l'alcali au moyen d'un entonnoir adapté à un tube recourbé. Ces opérations se font avec facilité quand on y est habitué.

Pour plus de sûreté, nous placions encore entre les trois pieds du support une capsule qui nageait sur la surface de l'eau, et que nous remplissions également d'alcali. Avec ces précautions, le gaz acide carbonique était aussitôt absorbé que formé, et l'animal n'était pas plus incommodé que s'il eût respiré dans l'air libre. Si l'expérience dure longtemps, plusieurs jours, par exemple, il faut remplacer par des petites quantités connues d'air vital celui qui est absorbé par la respiration de l'animal, ou plutôt qui est employé à former du gaz acide carbonique et de l'eau. On doit avoir également soin de renouveler l'alcali lorsqu'il approche d'être saturé d'acide carbonique.

On sait que la combustion, toutes choses égales d'ailleurs, est d'autant plus rapide que l'air dans lequel elle s'opère est plus pur. Ainsi, par exemple, il se consomme, dans un temps donné, beaucoup plus de charbon ou de tout autre combustible dans l'air vital que dans l'air de l'atmosphère. On avait toujours pensé qu'il en était de même de la respiration; qu'elle devait s'accélérer dans l'air vital, et qu'alors il devait se dégager, soit dans le poumon, soit dans le cours de la circulation, une plus grande quantité de calorique. Mais l'expérience a détruit toutes ces opinions, qui n'étaient fondées que sur l'analogie. Soit que les animaux respirent dans ce même air, mélangé avec une proportion plus ou moins considérable d'azote, la quantité d'air vital qu'ils consomment est toujours la même, à de très légères différences près. Il nous est arrivé plusieurs fois de tenir un cochon d'Inde pendant plusieurs jours, soit dans l'air vital pur, soit dans un mélange de quinze parties de gaz azote et d'une d'air vital, en entretenant constamment les mêmes proportions; l'animal, dans les deux cas, est demeuré dans son état naturel; sa respiration et sa circulation ne paraissaient pas sensiblement ni accélérées ni retardées; sa chaleur était égale, et il avait seu-

lement, lorsque la proportion du gaz azote deve-
nait trop forte, un peu plus de disposition à l'as-
soupissement.

M. Lavoisier avait déjà annoncé que le gaz azote
contenu dans l'atmosphère n'éprouvait aucun changement pendant la respiration, et qu'il ressortait
du poumon en même quantité qu'il y était entré.
Nous avons cru devoir constater ce fait par des
expériences très rigoureuses, et nous nous sommes
assurés que réellement il n'y a ni dégagement ni
absorption de gaz azote pendant la respiration.

Il y avait, d'après cela, lieu de présumer qu'on
pouvait substituer au gaz azote qui entre dans la
composition de l'air de l'atmosphère un volume
égal d'un gaz quelconque, pourvu qu'il ne fût ni
acide ni alcali et qu'il n'eût aucune qualité nuisible. L'expérience a encore confirmé pleinement
cette conjecture.

Nous avons essayé d'introduire des cochons
d'Inde sous des cloches de verre remplies d'un mélange d'air vital et de gaz hydrogène pur, à peu
près dans les proportions en volume qui existent
entre l'air vital et le gaz azote dans l'air de l'atmosphère. Ils y ont demeuré longtemps sans paraître souffrir, ce n'est qu'au bout de huit ou dix
heures qu'ils ont donné des signes de malaise. Le
gaz hydrogène n'a paru avoir éprouvé aucune diminution, et il est ressorti de leur poumon à peu près
tel qu'il y était entré.

Nous répèterons une dernière fois que, dans toutes ces expériences, il est nécessaire d'absorber, au moyen de l'alcali, le gaz acide carbonique à mesure qu'il se forme; qu'autrement l'animal périrait en peu de temps par suite de l'action irritante que le gaz acide carbonique exerce sur le poumon.

Ces premières expériences donnaient déjà des idées générales sur la respiration; nous avions même entrevu qu'elle s'accélérait pendant la digestion, et que les animaux consommaient alors une plus grande quantité d'air. Nous avions également aperçu que le mouvement et l'agitation augmentaient encore ces effets; mais nous étions loin encore du but que nous nous étions proposé d'atteindre, et d'ailleurs, après avoir opéré sur des animaux, nous désirions faire des applications plus particulières à ce qui se passe dans la respiration humaine.

Quelque pénibles, quelque désagréables, quelque dangereuses même que fussent les expériences auxquelles il fallait se livrer, M. Seguin a désiré qu'elles se fissent toutes sur lui-même. Nous les avons répétées un grand nombre de fois, et la précision des résultats a presque toujours été au delà de nos espérances. L'Académie a sous les yeux une partie des appareils dont nous nous sommes servis. Nous en donnerons la description détaillée dans un autre mémoire.

Il résulte des expériences auxquelles M. Seguin s'est soumis qu'un homme à jeûn et dans un état de repos, et dans une température de 26 degrés de thermomètre à mercure, divisé en 80 parties, consomme par heure 1210 pouces d'air vital; que cette consommation augmente par le froid, et que le même homme, également à jeûn et en repos, mais dans une température de 12 degrés seulement, consomme, par heure, 1344 pouces d'air vital.

Pendant la digestion, cette consommation s'élève à 1800 ou 1900 pouces.

Le mouvement et l'exercice augmentent considérablement toutes ces proportions. M. Seguin étant à jeûn et ayant élevé pendant un quart d'heure un poids de 15 livres à une hauteur de 613 pieds, sa consommation d'air pendant ce temps a été de 800 pouces, c'est-à-dire de 3200 pouces par heure.

Enfin le même exercice fait pendant la digestion a porté à 4600 pouces par heure la quantité d'air vital consommé. Les efforts que M. Seguin avait faits dans cet intervalle équivalaient à l'élévation d'un poids de 15 livres à une hauteur de 650 pieds, pendant un quart d'heure.

Dans toutes ces expériences, la température du sang reste assez constamment la même, du moins à quelques fractions de degré près. Mais le nombre des pulsations des artères et celui des inspirations varient d'une manière très remarquable. Nous sommes parvenus, à cet égard, à constater deux lois de la plus haute importance.

La première, c'est que l'augmentation du nombre des pulsations est assez exactement en raison directe de la somme des poids élevés à une hauteur déterminée, pourvu toutefois que la personne soumise aux expériences ne porte pas ses efforts trop près de la limite de ses forces, parce qu'alors elle est dans un état de souffrance, et sort de l'état naturel. La seconde, c'est que la quantité d'air vital consommé est, toutes choses égales d'ailleurs, lorsque la personne ne respire qu'aussi souvent que le besoin l'exige, en raison composée des inspirations et des pulsations. c'est-à-dire en raison directe du produit des inspirations par les pulsations.

Nous ne parlons en ce moment que de rapports. On conçoit, en effet, que la consommation absolue doit varier considérablement dans différents individus, suivant leur âge. leur état de vigueur et de santé, suivant qu'ils ont plus ou moins contracté l'habitude des travaux pénibles; mais il n'est pas moins vrai qu'il existe pour chaque personne une loi qui ne se dément pas, lorsque les expériences sont faites dans les mêmes circonstances et à des intervalles de temps peu éloignés. Ces lois sont même assez constantes, pour qu'en appliquant un homme à un exercice pénible, et en observant l'accélération qui résulte dans le cours de la circulation, on puisse en conclure à quel poids, élevé à une hauteur déterminée, répond la somme des efforts qu'il a faits pendant le temps de l'expérience.

Ce genre d'observation conduit à comparer des emplois de forces entre lesquelles il semblerait n'exister aucun rapport. On peut connaître, par exemple, à combien de livres en poids répondent les efforts d'un homme qui récite un discours, d'un musicien qui joue d'un instrument. On pourrait même évaluer ce qu'il y a de mécanique dans le travail du philosophe qui réfléchit, de l'homme de lettres qui écrit, du musicien qui compose. Ces effets, considérés comme purement moraux, ont quelque chose de physique et de matériel qui permet, sous ce rapport, de les comparer avec ceux que fait l'homme de peine. Ce n'est donc pas sans quelque justesse que la langue française a confondu sous la dénomination commune de travail, les efforts de l'esprit comme ceux du corps, le travail du cabinet et le travail du mercenaire.

Il résulte de tout ce que nous venons de dire, que la quantité d'air vital que consomment les différents individus est très variable, et qu'elle n'est rigoureusement la même dans aucune circonstance de la vie, dans aucun instant de la journée. Cependant, si l'on veut avoir de cette consommation moyenne, ou, du moins, de la plus ordinaire, une idée facile à retenir, on peut l'évaluer à un pied cube ou 1728 pouces par heure; ce qui revient, pour les 24 heures, à 24 pieds cubes, et, en poids, à 2 livres 1 once 1 gros. Nous donnerons, avec une grande exactitude, dans un prochain mémoire, les quantités d'acide carbonique et d'eau que cette quantité d'air forme dans le poumon; en attendant, nous supposons que cette quantité est de 2 livres 5 onces 4 gros d'acide carbonique, et de 5 gros 51 grains d'eau.

Mais puisque l'acide carbonique est formé de 72 parties de gaz oxygène et de 28 de charbon; puisque l'eau est composée de 85 parties d'oxygène et de 15 d'hydrogène ou gaz inflammable, enfin, puisqu'il se forme en vingt-quatre heures, par la respiration, 2 livres 5 onces 4 gros d'acide carbonique, il en résulte que la respiration enlève au sang, en vingt-quatre heures, 10 onces 4 gros de carbone et 1 once 5 gros 51 grains d'hydrogène.

Tant que nous n'avons considéré dans la respiration que la seule consommation de l'air, le sort du riche et celui du pauvre était le même; car l'air appartient également à tous et ne coûte rien à personne, l'homme de peine qui travaille davantage jouit même plus complètement de ce bienfait de la nature. Mais maintenant que l'expérience nous apprend que la respiration est une véritable combustion, qui consume à chaque instant une portion de la substance de l'individu; que cette consommation est d'autant plus grande que la circulation et la respiration sont plus accélérées, qu'elle augmente à proportion que l'individu mène une vie plus laborieuse et plus active, une foule de considérations morales naissent comme d'elles-mêmes de ces résultats de la physique.

Par quelle fatalité arrive-t-il que l'homme pauvre qui vit du travail de ses bras, qui est obligé de déployer pour sa subsistance tout ce que la nature lui a donné de forces, consomme plus que l'homme oisif, tandis que ce dernier a moins besoin de réparer ? Pourquoi, par un contraste choquant, l'homme riche jouit-il d'une abondance qui ne lui est pas physiquement nécessaire et qui semblait destinée pour l'homme laborieux ? Gardonsnous cependant de calomnier la nature, et de l'accuser des fautes qui tiennent sans doute à nos institutions sociales et qui peut-être en sont inséparables. Contentons-nous de bénir la philosophie et l'humanité, qui se réunissent pour nous promettre des institutions sages, qui tendront à rapprocher les fortunes de l'égalité, à augmenter le prix du travail, à lui assurer sa juste récompense, à présenter à toutes les classes de la société, et surtout aux classes indigentes, plus de jouissances et plus de bonheur. Faisons des vœux surtout pour que l'enthousiasme et l'exagération qui s'emparent si facilement des hommes réunis en assemblées nombreuses, pour que les passions humaines qui entraînent la multitude si souvent contre son propre intérêt, et qui comprennent dans leur-tourbillon le sage et le philosophe comme les autres hommes, ne renversent pas un ouvrage entrepris dans de si belles vues, et ne détruisent pas l'espérance de la patrie.

L'ordre physique, assujetti à des lois immuables, arrivé dès longtemps à un état d'équilibre que rien ne peut déranger, n'est point sujet à ces mouvements tumulteux que présente quelquefois l'ordre moral. C'est une chose vraiment admirable que ce résultat de forces continuellement variables et continuellement en équilibre qui s'observent à chaque pas dans l'économie animale, et qui permettent à l'individu de se prêter à toutes les circonstances où le hasard le place. L'homme, à cet égard, a été plus favorisé par la nature qu'aucun des autres animaux; il vit également dans toutes les températures et dans tous les climats: son tempérament se prête au mouvement et au repos, à l'abstinence comme aux excès de nourriture; presque tous les aliments lui sont bons, soit qu'ils soient succulents, soit qu'ils ne le soient pas; soit qu'ils appartiennent à un règne ou à un autre. Se trouve-t-il dans un climat froid? d'un côté, l'air étant plus dense, il s'en décompose une plus grande quantité dans le poumon: plus de calorique se dégage et va réparer la perte qu'occasionne le refroidissement extérieur. D'un autre côté, la transpiration diminue; il se fait moins d'évaporation, donc moins de refroidissement. Le même individu passe-t-il dans une température beaucoup plus chaude? l'air est plus raréfié, il ne s'en décompose plus une aussi grande quantité, moins de calorique se dégage dans le poumon, une transpiration abondante qui s'établit enlève tout l'excédant de calorique que fournit la respiration; et c'est ainsi que s'établit cette température à peu près constante de 32° (« thermomètre de Réaumur »), que plusieurs quadrupèdes, et que l'homme particulièrement, conservent dans quelque circonstance qu'ils se trouvent.

Il existe de semblables compensations, qui permettent à l'homme de passer successivement, suivant ses besoins et sa volonté, d'une vie active à une vie tranquille. Se tient-il dans un état d'inaction et de repos? la circulation est lente, ainsi que la respiration; il consomme moins d'air: il exhale par le poumon moins de carbone et d'hydrogène, et conséquemment, il a besoin de moins de nourriture.

Est-il obligé de se livrer à des travaux pénibles ? la respiration s'accélère; il consomme plus d'air, il perd plus d'hydrogène et de carbone, et, conséquemment, il a besoin de réparer plus souvent et davantage par la nutrition.

En rapprochant ces réflexions des résultats qui les ont précédées, on voit que la machine animale est principalement gouvernée par trois régulateurs principaux: la respiration, qui consomme de l'hydrogène et du carbone et qui fournit du calorique, la transpiration, qui augmente ou qui diminue, suivant qu'il est nécessaire d'emporter plus ou moins de calorique; enfin la digestion, qui rend au sang ce qu'il perd par la respiration et la transpiration.

L'intensité de l'action de ces trois agents peut varier dans des limites assez étendues; mais il est des bornes au delà desquelles les compensations ne peuvent plus avoir lieu, et c'est alors que commence l'état de maladie. Quoique cet objet semble

étranger à l'Académie et fasse partie plus particulièrement du domaine de quelques autres sociétés savantes, cependant, comme les travaux dont
elle s'occupe embrassent l'universalité des connaissances humaines, nous nous reprocherions d'é-
carter quelques considérations importantes qui se
trouvent essentiellement liées à notre sujet.

Dans la course, dans la danse, dans tous les
exercices violents, quelque accélération qu'éprouvent la respiration et la circulation, quelque accroissement que prenne la consommation d'air,
de carbone et d'hydrogène, l'équilibre de l'économie
animale n'est pas troublé, tant que les aliments
plus ou moins digérés qui sont presque toujours
en réserve dans le canal intestinal fournissent aux
pertes; mais, si la dépense qui se fait par le poumon est supérieure à la recette qui se fait par la
nutrition, le sang se dépouille de plus en plus
d'hydrogène et de carbone; et telle est la cause
sans doute des maladies inflammatoires proprement
dites.

Dans ce cas, l'animal est averti du danger qu'il
court par la lassitude, par l'épuisement et la perte
de ses forces; il sent le besoin de rétablir l'équilibre dans l'économie animale par la nourriture et
par le repos. Les individus d'un tempérament faible en sont avertis plus tôt que les autres, et c'est
par cette raison que les personnes d'un tempérament robuste sont les plus exposées aux maladies
violentes.

L'effet contraire doit arriver, soit par le défaut absolu de tout mouvement, de tout exercice, soit par l'usage de certains aliments, soit enfin par un vice des organes de la nutrition ou de ceux de la respiration. Les digestions, dans différents cas, introduisant dans le sang plus de substance que la respiration n'en peut consommer, il doit s'établir dans la masse du sang un excès de carbone ou un excès d'hydrogène, où de l'un et de l'autre à la fois. La nature lutte alors contre cette altération des humeurs; elle presse la circulation par la fièvre, elle s'efforce de réparer, par une respiration accélérée, le désordre qui trouble sa marche; souvent elle y parvient, sans aucun secours étranger, et alors l'animal recouvre la santé. Dans le cas contraire, il succombe, à moins que la nature ne trouve d'autres moyens de rétablir l'équilibre. C'est très probablement ce qui se passe dans les maladies putrides, les fièvres malignes, etc., classes de maladies bien connues quant aux symptômes, mais très peu connues quant aux causes qui les produisent, et quant aux méthodes curatives.

On conçoit, d'après cela, comment l'art du médecin consiste souvent à laisser la nature aux prises avec elle-même; comment, par la diète seule, il est possible de changer la qualité du sang, en diminuant la quantité de carbone et d'hydrogène qu'il contient: en effet, alors la respiration consommant toujours, et la digestion ne fournissant plus, le sang doit se dépouiller de plus en plus de carbone et d'hydrogène.

On conçoit encore comment une diète trop austère et trop longtemps prolongée pourrait changer, à la longue, la nature de la maladie; comment les purgatifs, en suspendant les fonctions de la digestion, donnent à la respiration le temps de remplir son office et d'évacuer l'excès de carbone et d'hydrogène qui s'est accumulé dans le sang; comment les mêmes purgatifs, imprudemment administrés dans les maladies où les humeurs tendent à l'inflammation, contrarient le vœu de la nature, empêchent les organes de la digestion de rendre au sang l'hydrogène et le carbone qui lui manquent, augmentent l'inflammation et conduisent le malade à la mort.

Enfin, on conçoit comment les altérations survenues à l'air qui nous environne peuvent être la cause de maladies endémiques, des fièvres d'hôpitaux et de prisons, comment le grand air, une respiration plus libre, un changement de genre de vie sont souvent, pour ces dernières maladies, le remède le plus efficace.

Nous ne nous dissimulons pas une objection qu'on peut faire, et que nous nous sommes faite à nous-mêmes, contre la théorie que nous venons de présenter. Aucune expérience ne prononce d'une manière décisive que le gaz acide carbonique qui se dégage pendant l'expiration se soit formé immédiatement dans le poumon, ou dans le cours de la circulation, par la combinaison de l'oxygène de l'air avec le carbone du sang. Il serait possible qu'une partie de cet acide carbonique se formât par la digestion, qu'il fût introduit dans la circulation avec le chyle; enfin, que, parvenu dans le poumon, il fût dégagé du sang à mesure que l'oxygène se combine avec lui par une affinité supérieure.

Les expériences que nous avons déjà entreprises sur la digestion et sur la transpiration éclairciront probablement ce doute; elles lèveront, nous l'espérons du moins, les incertitudes qui nous restent encore sur cet objet. Peut-être alors serons-nous obligés d'apporter quelques changements dans la doctrine que nous avons présentée dans ce mémoire. Ces modifications des premières idées ne coûtent rien à ceux qui ne cherchent la vérité que pour elle-même et sans autre désir que celui de la trouver. Nous ne nous croyons pas, au surplus, éloignés du terme où, après avoir éliminé toutes les incertitudes, la théorie de la respiration ne laissera plus rien à désirer.

Nous terminerons ce mémoire par une réflexion consolante. Il n'est pas indispensable, pour bien mériter de l'humanité et pour payer son tribut à la patrie, d'être appelé à ces fonctions publiques et éclatantes qui concourent à l'organisation et à la régénération des empires. Le physicien peut aussi, dans le silence de son laboratoire et de son cabinet, exercer des fonctions patriotiques; il peut espérer, par ses travaux, de diminuer la masse des maux qui affligent l'espèce humaine ; d'augmenter ses jouissances et son bonheur, et n'eût-il contribué, par les routes nouvelles qu'il s'est ouvertes, qu'à prolonger de quelques années, de quelques jours même, la vie moyenne des hommes, il pourrait aspirer aussi au titre glorieux de bienfaiteur de l'humanité.

PREMIER MÉMOIRE

SUR

LA TRANSPIRATION DES ANIMAUX

PAR

MM. SEGUIN et LAVOISIER (1)

Dans le mémoire que nous avons lu à la séance publique du 13 novembre dernier, nous avons fait voir que la machine animale est gouvernée par trois régulateurs principaux.

La respiration, qui, en opérant dans le poumon, et peut-être aussi dans d'autres endroits du système, une combustion lente d'une partie de l'hydrogène et du carbone que contient le sang, produit un dégagement de calorique absolument nécessaire à l'entretien de la chaleur animale.

(1) Lu à la rentrée publique, le 14 avril 1790 (*Mémoires de Académie des Sciences*, année 1790, p. 77).

Dans la table des matières, ce titre est accompagné de la note suivante :

« Les expériences, aussi nombreuses que difficiles, contenues « dans ce mémoire, doivent bien faire regretter la perte de « l'auteur, qui devait continuer ces utiles recherches, ainsi que « beaucoup d'autres. » (Voy. son éloge prononcé au Lycée par le citoyen Fourcroy, et celui que Lalande a donné dans le *Magasin Encyclopédique*, t. V).

La transpiration, qui, en occasionnant une perte de l'humeur transpirable, facilite le dégagement d'une certaine quantité de calorique nécessaire à la dissolution de cette humeur dans l'air environnant, et empêche conséquemment, par le refroidissement continuel que produit ce dégagement, que l'individu ne prenne un degré de température supérieur à celui qu'a fixé la nature.

La digestion, qui, fournissant au sang de l'eau, de l'hydrogène et du carbone, rend habituellement à la machine ce qu'elle perd par la transpiration et par la respiration, et rejette ensuite au dehors, par les déjections, les substances qui nous sont nuisibles ou superflues.

Les effets de ces différentes causes varient en raison d'une infinité de circonstances, même dans des limites assez étendues; et c'est ainsi que, par des moyens variables dont les effets se compensent, la nature parvient à cet état d'équilibre et de régularité qui constitue l'état de santé.

L'homme se trouve-t-il dans un climat froid? d'un côté, à raison de la plus grande densité de l'air, le contact dans le poumon devient plus considérable; plus d'air s'y décompose, plus de calorique s'y dégage et va réparer la perte qu'occasionne le refroidissement extérieur; en même temps la transpiration diminue, il se fait moins d'évaporation, donc moins de refroidissement.

Le même individu passe-t-il dans une température beaucoup plus chaude? l'effet contraire arrive, l'air étant moins dense, son contact avec le sang est moins considérable; moins d'air se décompose, moins de calorique se dégage; une transpiration plus abondante s'établit; une plus grande quantité de calorique est enlevée, et c'est ainsi que se maintient ce degré de chaleur à peu près uniforme qui s'observe dans les animaux qui respirent.

Tant que la variation de ces effets ne sort pas des limites qu'a fixées la nature, tant que les moyens de compensation sont suffisants, l'animal est dans l'état de santé. Mais si la respiration enlève par le poumon plus ou moins d'hydrogène et de carbone que la digestion n'en fournit, si la transpiration et le refroidissement qu'elle occasionne, concurremment avec l'air environnant, n'enlèvent pas tout le calorique qui provient de la décomposition de l'air vital opérée dans le poumon ou dans tout autre endroit de notre système, l'économie animale est bientôt troublée, et le sang change de qualité, soit par excès, soit par défaut d'hydrogène, de carbone, ou de tous les deux à la fois.

Nous avons fait voir comment, dans ces circonstances, la nature retarde ou accélère le mouvement de la circulation, comment elle augmente ou diminue la quantité de sang qui passe en un temps donné dans les poumons; avec quelle énergie elle lutte contre les obstacles, et comment elle parvient souvent à les surmonter, quand elle n'est pas troublée dans sa marche.

C'est principalement sur les phénomènes de la

respiration que nous avons fixé l'attention de l'Académie, dans nos mémoires sur la respiration des animaux. Nous allons lui présenter aujourd'hui le commencement d'un travail très étendu sur leur transpiration, et nous passerons successivement en revue, dans d'autres mémoires, tous les phénomènes des fonctions animales les plus importantes.

On donne généralement le nom de transpiration à une émanation principalement aqueuse qui s'exhale continuellement du corps des animaux, qui échappe à la vue, et qui ne devient sensible que lorsqu'elle cesse d'être tenue en dissolution dans l'air.

Ce n'est pas seulement par les pores de la peau que cette émanation a lieu, il s'exhale aussi une quantité considérable d'humidité par le poumon à chaque expiration. Nous distinguerons donc ici la « transpiration cutanée », celle qui se fait par la peau, d'avec la « transpiration pulmonaire ».

Sanctorius est le premier qui ait entrepris des expériences suivies sur la transpiration. Avant lui les effets de cette fonction étaient plutôt soupçonnés que connus.

Il se plaçait dans une chaise adaptée à une balance qui porte son nom, et il déterminait la quantité de sa transpiration par la perte du poids qu'il éprouvait.

Mais cet homme si justement célèbre, si recommandable par son zèle et sa patience, auquel nous avons l'obligation de nous avoir ouvert la carrière, manquait d'une foule de données réservées à d'autres siècles. On ne connaissait point alors les phénomènes de la respiration, la formation d'eau et d'acide carbonique qui l'accompagne; on ignorait qu'il existât deux sortes d'évaporation, l'une qui se fait par voie de dissolution dans l'air, l'autre qui a lieu par la simple combinaison du calorique avec le liquide qu'on veut vaporiser. On ne savait pas même que les causes principales qui influencent la respiration sont la densité plus ou moins grande de l'air, sa température et son degré de sécheresse ou d'humidité.

Sanctorius, privé de ces connaissances, a confondu tous les effets, et a regardé comme simple un résultat très composé. Son appareil était d'ailleurs tellement défectueux, qu'il lui donnait à peine l'exactitude des onces dans les pesées.

Ces réflexions sont applicables aux expériences faites par Dodard, dont l'historien de l'académie, Fontenelle, nous a conservé les principaux résultats.

On ne peut se défendre d'un sentiment d'étonnement, quand on considère que c'est sur des expériences, on peut dire, aussi grossières, que d'habiles médecins ont principalement fondé, comme l'observe l'historien de l'Académie, leur théorie et leur pratique. C'est alors qu'on sent combien sont précieux ces établissements publics qui rassemblent, à des époques déterminées, les savants attachés à tous les genres de sciences. C'est là que les esprits se perfectionnent par la discussion, par la contradiction même; que les sciences très éloignées les unes des autres en apparence s'éclairent réciproquement, enfin que se forme cette méthode devenue commune à toutes les sciences. « l'esprit d'analyse ».

C'est surtout depuis qu'une société naissante, déjà célèbre dès son premier âge, a porté dans ses travaux cet esprit d'analyse, que la médecine, longtemps stationnaire, a commencé à participer au mouvement rapide que ce siècle de philosophie a imprimé à toutes les sciences. C'est dans le sein et sous les yeux de la Société de médecine que se sont faites presque toutes les découvertes modernes relatives à l'économie animale; elle les a toutes accueillies avec un grand empressement.

Dans le plan que nous nous étions tracé, nous avions trois effets à examiner: ceux de la transpiration cutanée, ceux de la transpiration pulmonaire, ceux de la respiration; et la méthode analytique, la seule qui puisse servir de guide dans les expériences, exigeait que nous trouvassions des moyens de séparer ces trois effets, et d'interroger, pour ainsi dire, l'une après l'autre, les trois causes qui les produisent.

Un habillement de taffetas, enduit de gomme élastique qui ne laisse pénétrer ni l'air ni l'humidité, nous a servi à séparer tous les phénomènes de la transpiration cutanée de ceux de la respiration.

L'un de nous étant dans ce vêtement qui se fermait par-dessus la tête au moyen d'une forte ligature, un tuyau qui s'adaptait à sa bouche et qui se mastiquait sur la peau, de manière à ne laisser échapper aucune partion d'air, lui donnait la liberté de respirer.

Tout ce qui appartenait à la respiration se passait, par ce moyen, en dehors de l'appareil; tout ce qui appartenait à la transpiration se passait en dedans.

En se pesant avant d'entrer dans l'appareil et après en être sorti, la différence donnait la perte de poids due seulement aux effets de la respiration.

De toutes les difficultés que nous avons rencontrées dans ce travail, la plus considérable a été la séparation des effets de la respiration, de la transpiration, de la transpiration pulmonaire et de la transpiration cutanée. Pour mieux saisir ce que nous avons à dire à cet égard, il est d'abord nécessaire de rappeler quelques circonstances peu connues qui ont lieu pendant la respiration.

Il faut savoir d'abord qu'il suinte continuellement dans les bronches une humeur qui se sépare du sang, qui se filtre à travers les membranes du poumon, et qui est principalement composée d'hydrogène et de carbone.

C'est cette humeur qui, se trouvant très divisée au moment où elle sort des extrémités déliées des vaisseaux exhalants du poumon, se brûle en partie, en décomposant l'air vital avec lequel elle était en contact, et forme, pendant cette combustion, de l'eau et du gaz acide carbonique. On ne peut pas s'étonner que cette combustion existe dans le poumon, lorsqu'on voit que le fumier, dont la nature se rapproche beaucoup de celle du sang, se brûle ainsi que l'a démontré l'un de nous, à la température ordinaire de l'atmosphère, c'est-à-dire à 8 ou 10 degrés; on doit même s'en étonner d'autant moins, que cette combustion est favorisée par le degré de chaleur qu'elle excite, comme il arrive dans presque toutes les combustions qui, une fois commencées, se continuent d'elles-mêmes, sans aucun autre secours, tant qu'on y fournit de l'air et du combustible.

L'acide carbonique qui se forme ainsi dans l'acte de la respiration, étant dans l'état de fluide, on conçoit aisément comment il est poussé en dehors par l'action du poumon dans le moment de l'expiration; mais il n'en est pas de même de l'eau qui se forme en même temps; elle s'accumulerait bientôt dans les bronches, si la nature n'avait des moyens pour l'évacuer; et voici un de ceux qu'elle emploie.

L'air entre froid dans le poumon, il en ressort avec une chaleur presque égale à celle du sang; or l'air chaud dissout plus d'eau que l'air froid; et c'est en raison de cette augmentation de vertu dissolvante qu'il emporte avec lui l'eau existant dans le poumon.

Cette eau, comme on le voit, est de deux espèces: 1° celle qui suinte avec l'hydrogène carboné,

c'est l'eau de la transpiration pulmonaire proprement dite; 2° celle qui se forme par la combinaison de l'oxygène de l'air avec l'hydrogène du sang,
c'est l'eau de la respiration.

Il était important de connaître les proportions
respectives de ces deux portions d'eau, et nous y
sommes parvenus.

Les moyens que nous avons employés, quoique
simples dans la spéculation, ont présenté d'ex-
trêmes difficultés dans la pratique; ils se trouvent
détaillés dans notre second mémoire sur la respiration.

L'appareil dont nous nous sommes servis à cet
effet était disposé de manière à ce qu'on pût me-
surer avec une grand exactitude la quantité d'eau
et d'acide carbonique exhalés, de même que la
quantité d'air avant et après l'expérience.

On comprend facilement que, connaissant d'une
part la quantité d'eau sortie du poumon, et de l'autre la quantité de gaz acide carbonique formée,
il était facile de déterminer, par un calcul très
simple, la quantité d'eau formée et la quantité
d'eau qui était due à la transpiration pulmonaire.
Mais nous devons faire observer qu'on suppose,
dans la solution de ce problème, que toute la quantité de gaz acide carbonique qui se dégage à chaque expiration est formée dans le poumon ou pendant la circulation.

Si le gaz acide carbonique qui se dégage pendant
l'expiration éta't en partie un produit de la diges-

tion, il faudrait attribuer à une autre cause la consommation d'air vital qui s'opère dans l'acte de
la respiration ; il faudrait supposer qu'il se forme
plus d'eau, soit dans le poumon, soit pendant la
circulation, et alors la transpiration pulmonaire
se trouverait diminuée de toute la quantité d'eau
qu'on serait forcé d'attribuer à cette formation ;
ou il faudrait admettre qu'une partie de l'air vital,
étant absorbée dans le poumon, se fixe, pendant
la circulation, avec quelques parties de notre système.

Il résulte de ces réflexions que le problème est
indéterminé et susceptible de plusieurs solutions.
Mais ce n'est pas le moment de discuter cette
question très épineuse que de nouvelles expériences éclairciront, et nous nous tiendrons provisoire-
ment à la solution qui nous paraît la plus probable.

L'augmentation de vertu dissolvante que l'air
acquiert en s'échauffant dans le poumon suffit, le
plus souvent, pour évacuer par voie de dissolution
les deux portions d'eau que nous venons de dis-
tinguer, savoir, celle qui provient de la transpiration pulmonaire, et celle qui s'est formée par la
combinaison de l'oxygène et de l'hydrogène. La nature emploie encore ici des moyens remarquables
de compensation. Si la quantité d'eau qui suinte
à travers la membrane des bronches est trop abondante, si l'air de la respiration, déjà chargé de l'eau
qui s'est formée, n'est pas capable de la dissoudre,
malgré l'augmentation de calorique qui en résulte

et qui augmente la vertu dissolvante de l'air, l'excédant est reporté dans la circulation par les vaisseaux absorbants du poumon, ou expectoré sous une forme quelconque.

On conçoit combien toutes ces causes doivent influer sur le phénomène de la transpiration; qu'elle doit s'accélérer ou se retarder par un besoin machinal; qu'il doit tantôt se former plus d'eau, tantôt plus de gaz acide carbonique; que la transpiration pulmonaire, enfin, peut être augmentée ou diminuée par une infinité de circonstances.

Bornons-nous, pour l'instant, à la moyenne de nos résultats principaux. La perte de poids qu'éprouve un individu qui ne se livre pas même à des travaux de corps très pénibles, varie depuis 11 grains par minute jusqu'à 32, c'est-à-dire, en vingt-quatre heures, depuis 1 livre 11 onces 4 gros jusqu'à 5 livres. Dans cet effet total sont confondus les effets de la transpiration pulmonaire et de la respiration.

En prenant, à cet égard, une moyenne, autant au moins que cet objet en est susceptible, la perte du poids total est de 18 grains par minute, et, en supposant qu'elle se continuât uniformément sur ce pied, elle serait de 1 once 7 gros par heure, et de 2 livres 3 onces en vingt-quatre heures.

	Livre	Onces
De ces 2 livres 13 onces il en appartient à la transpiration cutanée	1	14
et aux effets de la respiration.	»	15

En décomposant les effets de la respiration, toujours

dans la supposition moyenne ci-dessus, on trouve :

1° Qu'un homme consomme, en vingt-quatre heures, 38,413 pouces cubes d'air vital, c'est-à-dire plus de 22 pieds cubes, ou 33 onces, 1 gros, 10 grains ;

2° Que, de cette quantité, il en est employé, Pieds cubes
à former de l'eau, un peu plus de 13
et à former de l'acide carbonique un peu moins
de 9

Total 22

3° Que le volume de gaz acide carbonique qui se dégage de ses poumons en vingt-quatre heures est de 14,930 pouces cubes, c'est-à-dire d'environ 8 pieds 6 pouces cubes, lesquels sont composés de :

	Livre	Onces	Gros	Grains
Carbone.	»	5	7	»
Oxygène	»	12	»	4
Total.	1	1	7	4

4° Que le poids de l'eau qui se forme dans ses poumons, pendant vingt-quatre heures, est de 1 livre, 7 onces, 5 gros, 20 grains, lesquels sont composés de :

	Livre	Onces	Gros	Grains
Hydrogène	»	3	3	10
Oxygène	1	4	2	10
Total.	1	7	5	20

5° Que la quantité d'eau qui se dégage toute formée par la transpiration pulmonaire est, en vingt-quatre heures, de 0 livre, 5 onces, 5 gros, 62 grains ;

6º Qu'enfin, réunissant ensemble l'eau qui se dégage en vingt-quatre heures par la respiration cutanée, qui

	Livre	Onces	Gros	Grains
est de : . . , ...	1	14	»	»
celle qui se dégage par la transpiration pulmonaire, qui est de	»	5	5	62
la quantité de carbone qui se consomme dans le même temps, qui est de . . . . , . . .	»	5	7	»
et la quantité d'hydrogène qui est de .	»	3	3	10
on a, pour la perte de poids totale qu'un homme éprouve en vingt-quatre heures	1	13	»	»

Nous le répétons encore ici, pour éviter toute équivoque, ces résultats ne sont exacts que dans une supposition qui nous paraît probable. C'est une des solutions d'un problème indéterminé que nous résoudrons d'une manière plus rigoureuse par voie d'élimination et par de nouvelles expériences. Celles que nous avons commencées sur la digestion lèveront probablement toute incertitude à cet égard.

Une circonstance très remarquable, qui prouve avec quelle attention la nature s'attache à établir les compensations que nous avons fait remarquer tant de fois, c'est que, sans s'attacher à ne prendre chaque jour que la même quantité de nourriture, sans s'astreindre à un genre de vie déterminé, pourvu que les repas soient pris à des heures à peu près réglées et qu'on évite les excès, le même

individu, après avoir augmenté de poids de toute
la nourriture qu'il a prise, revient tous les jours,
après la révolution de vingt-quatre heures, au
même poids qu'il avait la veille. Si cet effet n'a
pas lieu, l'animal est dans un état de souffrance
ou de maladie.

On ne peut se lasser d'admirer le système de liberté générale que la nature semble avoir voulu
établir dans tout ce qui a rapport aux êtres vivants. En leur donnant la vie, le mouvement spon-
tané, une force active, des besoins, des passions,
elle ne leur a point interdit d'en faire usage. Elle
a voulu qu'ils fussent libres même d'en abuser;
mais, prudente et sage, elle a mis partout des régulateurs, elle a fait marcher la satiété à la suite
de la jouissance. L'animal, excité par la qualité
ou la variété des mets, a-t-il franchi la limite qui
lui avait été marquée, arrive l'indigestion, qui est
à la fois le préservatif et le remède: la purgation
qu'elle opère, le dégoût qui succède, rétablissent
bientôt l'animal dans son état naturel.

L'ordre moral a, comme l'ordre physique, ses
régulateurs; et, s'il en était autrement, il y a longtemps que les sociétés humaines n'existeraient
plus, ou plutôt elles n'auraient jamais existé.

Nous n'avons examiné jusqu'ici que ce qui se
passe dans l'état de santé, c'est-à-dire dans l'état
où toutes les compensations établies par la nature
se font avec facilité et sans efforts. Elle est plus
grande et plus étonnante encore lorsqu'elle est

obligée de lutter contre des obstacles. Nous avons déjà acquis plus que des conjectures sur la cause d'un grand nombre de maladies, sur les moyens de seconder les efforts que fait la nature pour les guérir. Mais, avant de hasarder une théorie, nous nous proposons de multiplier nos observations, de porter nos recherches sur les phénomènes de la digestion et sur l'analyse du sang dans l'état de santé et dans l'état de maladie.

Nous mettrons à contribution les fastes de la médecine, les lumières et l'expérience des savants médecins qui nous environnent; et ce n'est que lorsque nous pourrons paraître armés de toutes pièces, que nous oserons attaquer le colosse antique et révéré des préjugés et des erreurs.

TABLEAU

POUR LA CONVERSION DES MESURES ANCIENNES
EN MESURES DÉCIMALES

---

		grammes
1 grain	=	0,053
10 grains	=	0,531
72 grains	=	3,824 = 1 gros

1 gros	=	3,82
2 gros	=	7,65
8 gros	=	30,59 = 1 once

1 once	=	30,59
10 onces	=	305,94
16 onces	=	489,51 = 1 livre
1 livre	=	489,51

| 100 livres | = | 48$^{kil.}$ 9506 |

		Mètres cubes
1 pied cube	=	0,03428 = 34$^{lit.}$ 28
1 pouce cube	=	0,00001984 = 19$^{cc.}$ 84

TABLE

Paris. — Typ. A.-M. Beaudelot, 16, rue de Verneuil.